真健康

HEALTH

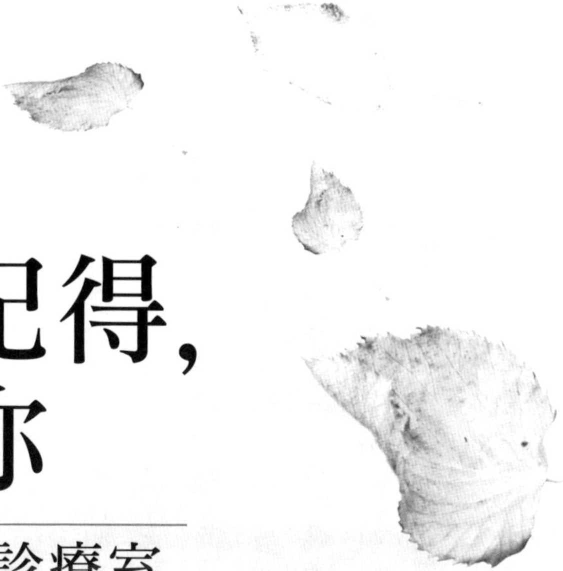

記不記得，我愛你

愛與記憶的診療室

台北榮總精神科
蔡佳芬醫師—著

推薦序

我們不是失去它，而是曾經擁有它

POP Radio電台台長．節目主持人 林書煒

即使媽媽被確診為「早發性額顳葉型失智症」已經五年時間，我還是無法全然接受媽媽已經逐漸忘記我們的事實！畢竟媽媽被確診時才六十歲！我以為六十歲的她應該正是享受退休生活的開始，而不是像現在一樣……剩下一個「失去靈魂的軀體」！我經常在夜深人靜時流著淚想媽媽，我想念「真實的媽媽」！那個剪著時髦短髮、愛大哭大笑的媽媽；那個喜歡嘮叨我跟姐姐卻又充分尊重我們自由的媽媽；那個以我跟姐姐為榮，常愛跟街坊鄰居炫耀她女兒是林書煒的媽媽！

我好想念媽媽跟我女兒說故事、唱歌的聲音；我也好想念媽媽每每在家中成員遇見挫折困難時，帶領我們全家禱告時的虔敬模樣！我在心中無數次地吶喊，祈求上帝不要帶走媽媽的記憶，不要帶走她的靈魂！但以前的媽媽終究還是回不來了！

照護失智者是一條漫長的道路，而每一位失智者在不同階段所表現出來的症狀也各不相同；失智者初期可能會出現性格上的改變，有的易怒暴躁、愛罵人甚至會打人；有的出現行為異常、幻聽幻想、疑心病重。我媽媽在還未被確診為失智症前一年行為已經出現變化，她變得沉默寡言、不愛出門、不接聽電話、喜歡躺在床上呻吟自己的骨刺發作，她變得不關心家人，只關心自己。起初我們以為她是憂鬱症，吃了大半年的抗憂鬱藥，媽媽變得更沉默更沒有活力，直到我發現媽媽似乎看不太懂手錶時，才趕緊轉到神經內科進行大腦核磁共振檢查，發現媽媽大腦的額顳葉早已萎縮退化到輕中度了。

媽媽因為語言區的萎縮讓她的語彙只剩下每次只能講三到五個字，通常要我們問一句，她才回答幾個字；輕中度時她還能認得我們，還能到樓下的便利商店買東西，但已經無法算錢。因為我們不願意相信媽媽終有一天會忘記我們、忘記回家的路，所以我們跟很多的失智者家屬一樣還是會找一大堆理由來證明失智者只是有「一點點的健忘」。

直到媽媽把大便當作石頭從便池裡撿起來把玩、直到媽媽忘了吃木瓜要用刀子切、直到媽媽在確診後的兩年半走失了近二十四小時，我們全家才又抱頭痛哭接受了媽媽真的失智了！我們開始面對問題召開家庭會議，我們終究要面對事實，請教醫師關於媽媽中、長期的照護建議；我們勇敢面對額顳葉型失智症沒有藥可以吃的殘酷，我們開始尋求非藥物療法，像是運動療法、音樂療法、懷舊療法等等。

蔡佳芬醫師是我在照護媽媽的過程中最好的聆聽者及照護者。她總是用滿滿的同理心、醫學專業與幽默感與我們這群失智者家屬並肩同行！她也總是提醒我們這些還記得的人，在照護失智者的同時也要記得關愛自己。蔡佳芬醫師告訴我：「關於記憶，我們不是失去它，而是曾經擁有它！」的確，媽媽的失智幻化為我生命中的禮物，讓我更珍惜親近的家人朋友，感恩每一天的祝福！

推薦序

在斷線的記憶與蓄積的愛之間……

天主教失智老人基金會執行長 **鄧世雄**

蔡佳芬醫師是專治老人精神醫學的精神科醫師，在她懸壺濟世這段日子，遇過各種類型的失智症個案，正如她在這一本著作《記不記得，我愛你》書中所說的，那是愛與記憶的診療室，每一個失去記憶的人，與每一個陪伴他們一路走來的人，都是一段又一段愛與記憶的故事。

在這本書中，我們可以看到蔡醫師用她美好的文筆，勾勒出失智症患者與家屬之間的「牽絆」與「依賴」。我們在字裡行間看到一個精神科醫師的專業，加上細膩的觀察與感性的體會，寫下這很不一樣的診療紀錄。

這本書除了可以作為專業的照護參考，更能在病患斷線的記憶與照護者蓄積的愛之間，作為情感與溝通間的一座橋樑。

照護失智症患者是一條艱辛的漫漫長路，由於失智症是不可逆的疾病，治療也只能延遲惡化，病況終究會隨著時間越發嚴重，家屬也往往因為這樣的事實而感到無奈。為此，本會開辦十多年來的「家屬照顧技巧訓練班」和「老萊子家屬支持團體」，除了讓家屬學到正確照顧技巧，透過團體互助的方式彼此支持紓解照顧壓力，在照顧道路上，不會孤單。正如同蔡醫師所說，照護的親屬往往更需要心理建設和支持，他們能做的就是「心存正念，盡力而為」。

期盼這本溫柔動人充滿愛的好書，能讓社會大眾對失智者有足夠的同理並給予支持，還能每一個陪伴失智症個案的家屬帶來堅持下去的力量！

目錄

自序

那些忘記與難忘記的生命故事

我平時花在診療失智症上面的時間不少，花在失智者以及他們親友身上的時間卻更多，因為要處理的不僅僅是這個疾病，而是一個個的人。失智症對一個人影響甚鉅；震波所及，對失智者的伴侶、家人、朋友，以至於周遭眾人的影響其實是既廣又遠的。這疾病變化了記憶與情感，於是乎影響了一個人的過去、現在與未來。

雖然每日注視他們的眼神，聆聽他們的話語，甚至與他們雙手相握，並肩相依。其實我還是無法確知他們的孤獨、悲傷，或者是快樂滿足。有時我們只是堅持著繼續往前，一直走在這條照護的路上罷了。在或長或短的照顧過程裡，彼此都經歷了喜怒哀樂。這些林林總總的反應，述說著我們對失智的態度，也反映出我們怎樣看待自己。尤其是怎樣看待記憶、關係，與生命。那些正在忘記的人，難免受苦；那些記得的人，很難不在乎；那些已經忘記的人，則是難以了解在乎或不在乎。我試著述說那些正在忘記的不舒服，期盼能讓更多人都對失智者有足夠的同理與支持。我希望能鼓舞那些記得的人，願他們也記得關愛自己，憑藉著智慧與勇氣，了解所面臨的挑戰，也可能化為生命的禮物。我私心地在書中回憶那些已經忘記的人，感謝她／他們曾經與我相遇，並教會我各種人生的秘訣與照護的道理。

這本書是寫給那些正在忘記的、已經忘記的，還有跟我一樣，現在還記得的人。對於記憶，我們不是失去它，而是曾經擁有它。在愛裡，那些細細碎碎的吉光片羽都被記憶，那些成千上萬與失智共同生活，或伴隨此而死去的人，終究不再孤單。

（書中人事地物均經改寫，唯有愛與記憶為真。）

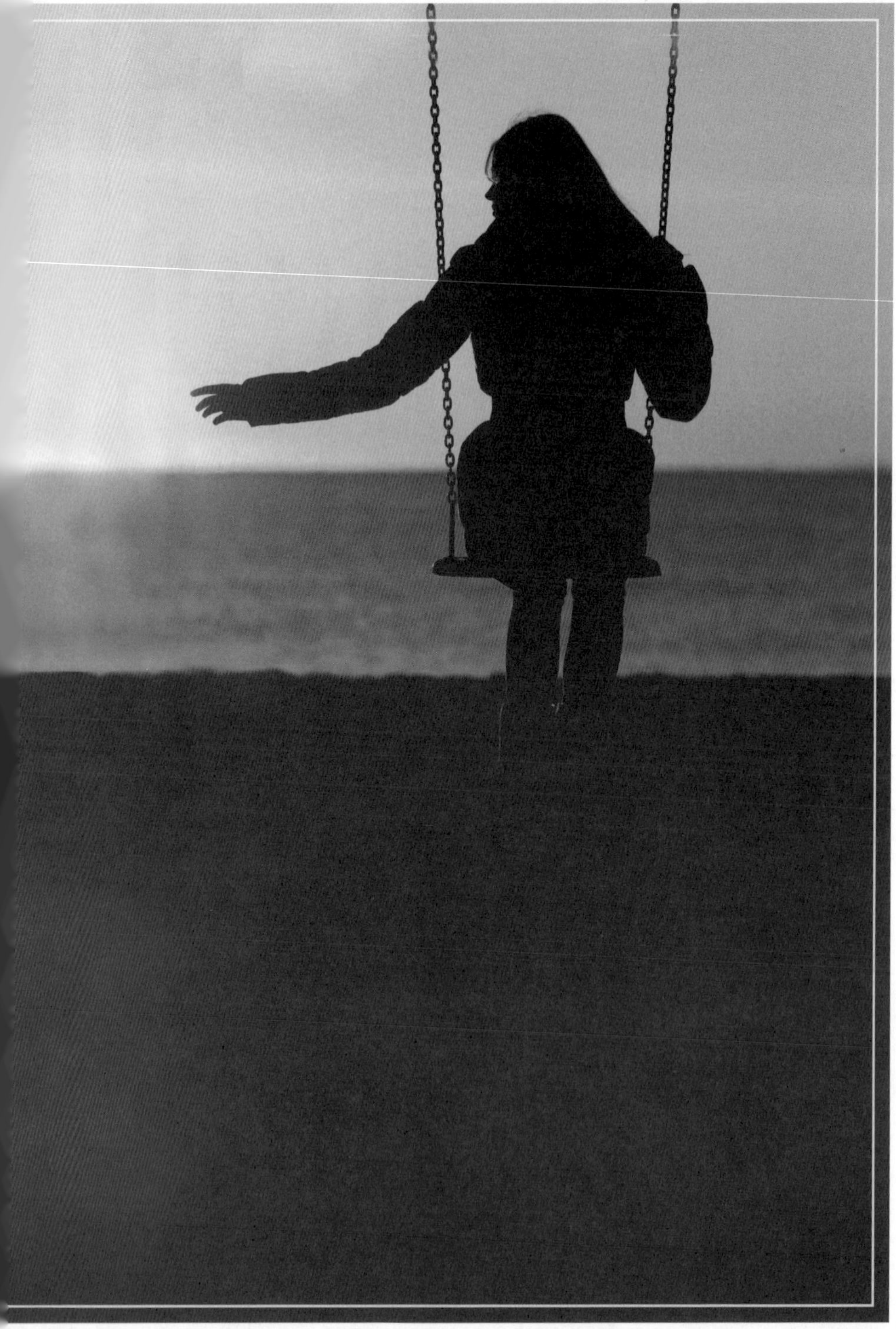

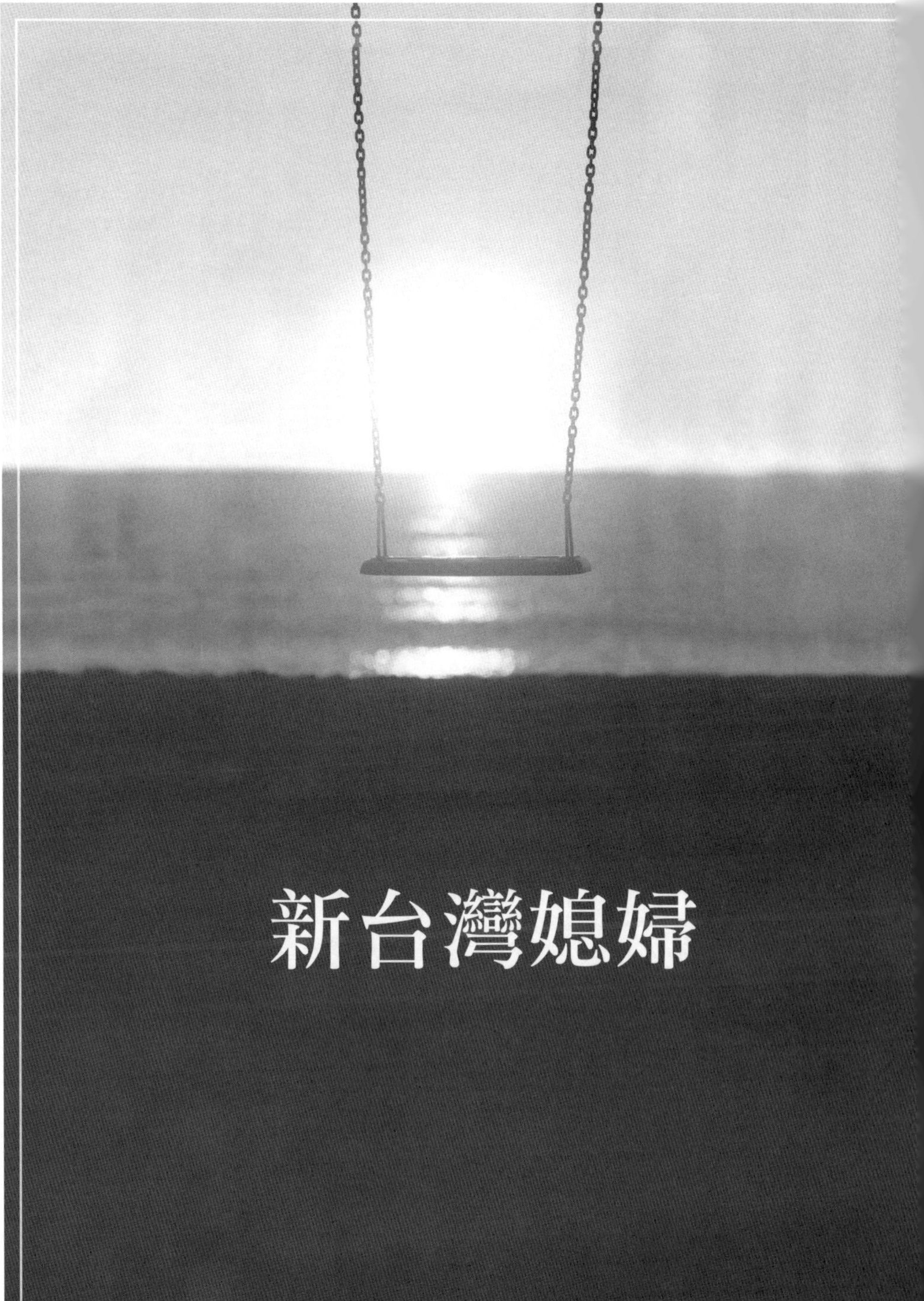
新台灣媳婦

在門診中，不時可以看到外籍看護工陪同失智者前來看診。他們多半都是病情穩定的老病人，子女平日忙於上班，請假不易，只好由外籍看護工陪同返診追蹤；也多虧有這些信實的外籍看護工，讓許多失智者得到良好的照顧，也讓失智者的家屬有喘息的空間。

外籍看護工來自不同家鄉，各有巧妙。有的語言學習力佳，說起中文流利順暢，更厲害的是台語、客家話都可通。之前我曾到宅探訪一位裹小腳、百歲高齡的上海奶奶，就對她身旁的外籍看護工能以道地的上海吳儂軟語和老人家說說笑笑，感到佩服不已。

仔細用心的看護工，可是連失智者所服的藥物名稱、外觀顏色、顆粒大小、服用頻率等，均熟記無誤。甚至連過去失智者曾經看過的醫生科別、服用過的保健食品也都能清楚回答。再問他們，失智者的每日三餐、生活作息以及睡眠情況，也是對答如流，高分過關。認真配合的看護工，也會攜帶著家屬寫給我的各式字條、健康紀錄表或是千言書、萬言書，代為傳達失智者近來的情況，訓練了我在門診「一目十行」的好眼力。

這些年，人手一只智慧型手機或是平板電腦。聰明的看護工更是善加利用它的拍照功能，有時拍下傷口的樣貌，有時將失智者病況不穩時的當下狀況拍攝下來，不但可在雇主返家時報告詳情，也讓我的診間工作又多了一個「研究３Ｃ產品影音功能」的項目。甚至還遇過看護工要求我錄幾句「貼心小叮嚀」，好在家播放給失智者聽，提醒著多運動、別躺在床上。對於執行醫療處置，提供了許多協助。

這是一個需要與人深層面對面的科別，於是大部分的精神科門診都看得緩慢，我當然也無法例外。常常一看診就是連續六、七個小時，期間未曾起身或是進食。承載來自不同生命的聲音，以及輕重不一的喜怒哀樂，很是消耗心神、體力。

「下一位是初診。」護理師輕聲地提醒我，並遞上一張嶄新的病歷紙，簡單填寫了病患的基本資料和本日的心跳血壓等數據。其餘的空白，正等著我把它填滿。

陳先生，五十一歲。心跳、血壓、脈搏，正常。

抬頭一望，表情淡漠的中年男子，身旁跟著一名看來是東南亞裔的年輕女子。女子攙扶著該男子，緩步地進入了診間。我心裡不禁犯起嘀咕，第一次來看診就只有外籍看護工陪同，待會要釐清病史恐怕是事倍功半了。

「醫師，我想請妳開診斷書。」女子的中文口音，意外地標準。

「請問妳是他的……」

「醫師，我是他的老婆。我是越南人，嫁來台灣十幾年了。」原來是配偶，刻板印象讓我誤解了。

「開診斷書？要做什麼用途呢？你們第一次來，我需要先了解他的狀況。」

「我想拿診斷書去給我婆婆看，好跟她證明我沒有害我先生。」

「啊？」我的嘴巴瞬間微開，不專業地發出了聲音。

「我先生原本是在電子工廠上班，雖然年紀比我大很多，但是他人很老實，對我也不錯。我們有兩個小孩，日子過得很普通，可是很開心。一年多前，他變得愈來愈安靜，我跟他講話時，他好像沒在聽。家裡電器也莫名其妙地一直壞掉，我後來發現是他用電器的方法都不對。他以前不會這樣，後來工廠領班打電話來問我，是不是家裡有發生什麼事？他說我先生在工廠表現怪怪的，老闆問話時他都答不出來，負責的事情也都亂做，罵他也沒反應！

「我想他可能有什麼地方不對勁，我在台灣沒有人可以商量，只好打電話回先生鄉下的老家。

「結果我婆婆不但不相信我說的話，還說我帶衰，連累了老公，又說我下蠱毒害她兒子，我怎麼解釋都沒用。她要我把先生送回老家，但是求符作法都沒效，婆婆年紀大體力不好，根本照顧不了，過了兩個月，就叫我接回來，自己想辦法。

「最近幾個月，他愈來愈奇怪了，會發出喃喃的聲音，大部分都聽不清楚。但是偶爾會說出幾句『不要害我』之類的話。我安慰他，他卻用奇怪的眼神看我，很恐怖……」她邊說邊模擬當時的情景，傾著身子向前，睜大眼睛瞪著我。黑眼圈、紅血絲，透露著憔悴與心慌。

「我實在搞不懂，到底怎麼了，我該怎麼辦才好？又怕別人知道他有問題。這種日子好難過，白天我勉強把事情做完，送小孩去上學，剩下時間就是哭。

「昨天晚上，他突然用手掐我的脖子，我嚇死了！什麼東西都沒拿就衝出家門。在街上亂走一會，想來想去，擔心小孩在家睡覺，也怕先生沒人照顧，最後還是回家。幸好他睡著了，可是我不敢靠近他，只好撐著在客廳坐了一晚。」

除了身心壓力很大之外，照顧者也可能暴露在被攻擊的風險中。失智者可能會拿起手邊的菜刀、剪刀等工具，便胡亂丟擲過來，抑或是在砸毀家中物品的過程中，誤傷到他人。也有人甚至出手出腳，推打照顧者。建議若有此類的危險，應先移開家中隨手可得的危險物品，在進行身體照護的步驟時，也要有立即閃躲的心理準備。其實，多數的失智者並不會主動攻擊他人，他們常常是受到精神行為症狀的影響，或是無法適當反應外界的刺激，又或是有著身體需求未被滿足等情形時，才會以激動或攻擊的方式來應變。

「里長聽鄰居說了昨天的事，親自到家裡來關心。我把昨晚的情況詳細說給他聽，里長伯建議我帶先生來看這個科。」

太太打開了心裡的壓力鍋，一股腦地全說完。看她微微喘著，冒了整身冷汗，陳先生卻一直端坐在診療椅上，肢體顯得有點僵硬，全程不發一語；對太太的陳述，也沒有任何反駁，似乎剛剛所說的這些內容，都跟他毫無關係一般。他的思緒彷彿神遊到不知名的平行空間裡。

經過初步的評估，陳先生很可能罹患了「早發性失智症」。這類型有時也稱做「年輕型失智症」，一般指的是在六十歲之前發病的個案。常見的早發型失智，包括了阿茲海默氏症、血管性失智症、額顳葉退化型失智症等。這一類個案診斷上較為複雜，需要排除罹患其他精神疾患或是身體疾病的可能。又因發病年齡較輕，不容易在症狀初發時就馬上被懷疑是失智症。再者，初期症狀常以個性改變、情緒改變為主。若是加上出現了妄想的症狀，就容易被當作其他精神病來看待。許多家屬誤以為是精神病，反而諱疾忌醫，以上種種，都減少了早期診斷此病的機會。

陳先生已經出現攻擊的行為，於是我建議他進一步接受住院診斷與治療。經過系列的檢查和評估，最後被診斷為「額顳葉退化型失智症」。所幸入院後對症狀控制的藥物治療反應不錯，妄想症狀減少，情緒也穩定許多。可是肢體還是僵硬不靈活，語言表達仍不佳。在溫和引導之下，他可以簡單回答問題，也不再出現攻擊太太的情形。

陳太太雖然在越南所受的教育不高，卻很有想法。她不僅在先生住院時，積極地參與家屬座談會，學習相關的知識與照護方法，還在出院後說服了先生，一同加入早發性失智症的研究，願意接受抽血等各式檢測，協助尋找可能的變異基因。過了兩個月，兩人一起回到門診來追蹤，陳太太牽著先生的手，徐步進入診間，狀況看來還算穩定，令我放下了心中大石。

「回去還好嗎？」我問，太太點了點頭。

「醫生，出院以後，我帶他回去鄉下探望我婆婆。」

「哦，多出去走走很好啊！婆婆看到他有說什麼嗎？」我有點擔心。

「醫生，謝謝妳的關心。婆婆知道他有來你們這裡住院，我有跟她說，醫生說這是一種腦部的病，她聽到後一直哭，喊了幾聲天公伯啊！過了幾天，好像慢慢地有接受一點，至少這次回去，我婆婆沒有再罵我了！」

「以後妳打算怎麼照顧呢？」

「醫生，我回去南部那幾天想了很久。目前我們日子還算過得去，這次回鄉，我先生的哥哥拿了一些錢給我，說是要幫忙照顧他。我們的小孩很獨立，也不需我擔心，甚至可以幫忙我照顧先生，所以我們決定在家自己照顧。上次住院時，醫師妳有建議我們去參加失智者的活動，我去報名了，下個月就會開始帶他去試試看。

「我跟妳說哦！我自己另外去參加了家屬團體，碰巧還認識了一些從越南家鄉來當看護的姐妹，她們照顧那些失智的爺爺奶奶也是很辛苦。雖然有些照護手冊已經是用越南文寫的，但是大部分的資料都還是以中文為主，我想等我多了解這些知識以後，說不定可以試試看，把需要注意的重要內容統統翻譯成越南文，希望可以幫上別人的忙！」

「真是太感謝妳了！我想一定會有幫助的！」我說。

很多失智個案的照顧者，都曾受困於失智症狀的種種疑惑裡，懷疑治療的方向，也懷疑自己的努力。又或是在長期照護的重擔下，身心已疲憊，總覺得喘不過氣來。早發型失智者在症狀發生的初期，子女多仍年幼需扶養，或是尚未完成學業。多數的時候，只能仰賴辛苦的配偶或是其他家人，他們常常是一個人當兩個人用，一肩挑起照顧失智者的重擔，一肩又要負起養育子女的壓力。倘若失智者原本是家中的經濟支柱，連帶地，生活所需的費用都可能發生問題。

早發型失智症的個案比起常見的老年失智症來說，人數較少，更讓早發型失智者的家屬不容易獲得相關的照護資源，令他們倍感徬徨與無助。近幾年，隨著社會大眾對於早發型失智症的關注增加，各種團體也開始提供給這些壯年失智者不同的支持與服務，譬如參加家屬互助團體，就可以促進照護心得的交流，也能抒發彼此的壓力與心情。

這之中，更有許許多多的家屬披荊斬棘，試著在荒野深山裡，踏出一條前人未能走出的路。無私地將他們自身的經歷，化成熱心助人的動力；在失智的迷霧森林中，燃起了溫暖的火光。

目送陳太太輕聲引導先生起身走出診間，我彷彿看見了「新台灣媳婦」的柔情；頓時，我的胸口和眼眶不禁溫熱了起來。

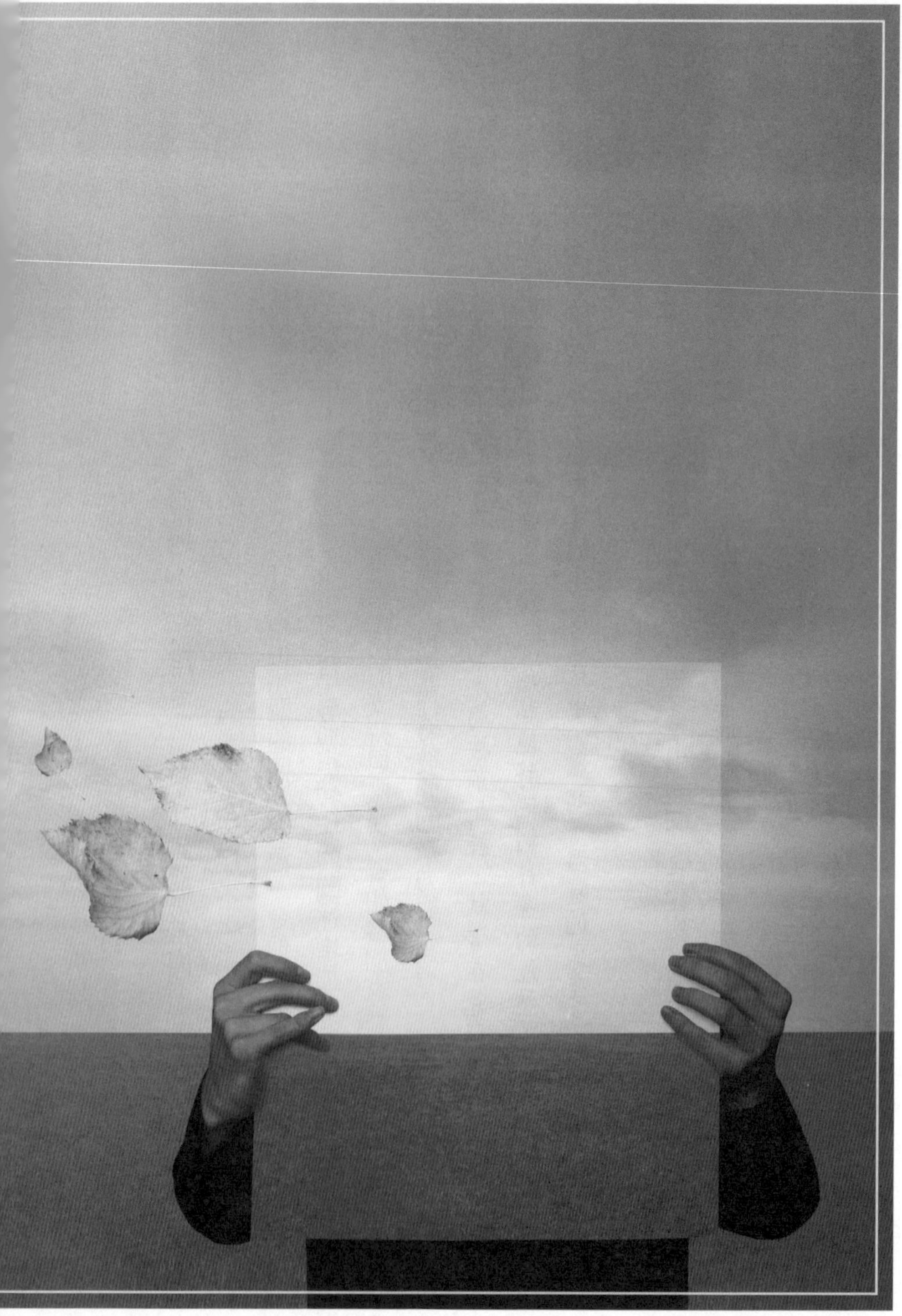

假日先生

中年男子，過長的頭髮梳得整整齊齊，顏色半黑半白。尋常的灰色西裝，配上淺藍色襯衫，揹著電腦公事包，有點侷促不安地走進診間，輕手輕腳地坐到椅子上。衣服上的褶線似乎久未熨燙，褶線斷斷續續，鏡框下的黑色眼圈，倒是跟我有得比。

我在電腦病歷上打下「獨自前來」幾個字。門診也看了許多年，中壯年男子隻身前來看精神科的頻率，似乎有增加的趨勢。通常他們不會馬上就對精神科醫師暢所欲言，尤其是進了門才發現，坐在看診椅上的是個年紀比他們小一些的女醫師。

男子搓了搓手，清了清喉嚨，微吸了一口氣，小聲地開始：「醫生，朋友說我快瘋了，建議我來看診。」

「是什麼情況呢？」我問。

「我已經做『假日先生』快一年了，實在撐不下去了！」他緊握著雙手。

「假日先生？」向來打字飛快的手指，不由自主地在鍵盤上停頓了一下。

「我現在只有週六、週日，才能偷跑回去和太太兒子吃飯，即使只是吃個飯也不安穩，隨時都擔心電話鈴響。有時甚至連在家過夜都不行，夜裡常作惡夢而驚醒。」他說。

聽到這裡，還以為是個已婚男子吃不消齊人之福，或是欠了大筆債務，只好東躲西藏的故事。眼前的男子說到一半，從身上拿出一條手帕，拭了拭額頭冷汗，繼續往下述說，卻是出乎我意料的情節。

「假日先生」是個普通的公務員，和結婚二十多年的太太，以及讀高中的兒子住在一戶電梯大廈裡，公職工作穩定，經濟情況算是小康，日子過得平淡無憂。大約是在一年多前，這樣的生活有了變化，從那時起，因為某個緣故，他陪著七十多歲的母親搬回老家公寓居住。現在每週一到週五，清早就得出門趕著去上班，下了班後又迅速地飛奔回老家陪伴母親。到了週末傍晚，他則是想盡各種理由和藉口向母親告假，然後匆匆返回原本的住處，跟太太、兒子吃個飯聊個天，好辛苦才見上一面。

「相處有困難嗎？」我問，難道是婆媳問題。

「醫師，說來話長。父親四年多前走了，我擔心母親一個人會寂寞，而且她年紀也大了，於是我就把母親接到家裡，全家四口住在一起。」

「剛開始的一兩年還好，雖然兩代間觀念總是不同，偶爾我媽會因為管教孫子的想法不一致，或是花錢的價值觀不一樣，而跟我們鬥嘴、嘔氣。通常氣消了也就算了，並不至於有什麼大衝突。」他輕嘆了一口氣。

「兩年前，情況開始變得不太對勁。我媽動不動就大聲怒罵，也說不清楚到底是哪裡惹她不開心。本想家和萬事興，自己的母親就忍耐吧，沒想到就算我們低聲下氣地道歉，也絲毫沒有用。

「最近這一年，情況愈來愈糟糕，也愈來愈離譜。我媽先是到處跟鄰居抱怨，說我太太虐待她，沒讓她吃飯。我們拿出冰箱中吃剩的食物跟她澄清說，明明都有準備三餐，甚至點心零食都買了一大堆；解釋之後，約莫可以清靜個一兩天。接著卻又轉為指責我太太沒給她衣服穿，這真是荒謬！一打開衣櫥，滿滿都是衣服，長的短的都有，哪裡會沒有衣服穿！

「我試著跟她對質，她居然說那些衣服都被我太太故意弄破、弄壞了，不能穿。雖然心裡很生氣，但我想到父親過世了，媽媽可能太過孤單所以心情不好，說不定只是希望有人關心，我索性花錢買了好多新衣服，但之後卻從來沒見她穿過。她老是穿那幾件舊衣服，每天都還是為了一樣的事哭鬧。有天我趁她不注意時，打開衣櫥，想看看是怎麼回事？結果發現那些新衣服根本沒拆封，被收放在下層抽屜裡，有的甚至還藏在枕頭下。我實在搞不清楚，她是精神有問題，還是故意想刁難我太太？」語畢，假日先生已經脹紅了臉。

「所以你才帶母親分開來住？」我問。

「剛開始我也不是很願意。母親有慢性病，身體不是很好，雖然老弄得一家人不開心，畢竟是自己的母親，本來想說再忍耐看看。直到有天晚上，我兒子正埋頭準備隔日的考試，她居然拿了掃把衝進房間，揮打著要趕他出家門！說兒子可能不是我親生的，搞得整夜雞犬不寧，根本無法靜下心來讀書。那時我心想，連她最疼愛的寶貝孫子都遭殃了，這下真的沒辦法一起生活了。因為擔心會影響兒子半年後大學甄試的準備，跟太太商量後，決定由我跟母親搬回老家住，他們留在原本的住家。」他說。

「你做了很多努力，真的很不容易。分開來住之後，情況有改善嗎？」我問，只見他搖了搖頭。

「老家附近有許多相識很久的老鄰居，原本以為這樣的環境會讓她比較開心。沒想到母親現在跟什麼人都相處不來，一直指責別人偷她的東西，還撥打一一〇報案好幾次，管區員警來訪查後發現根本就沒有這些事。一位有私交的員警跟我說，看在媽媽年紀大了，這幾次就算了；如果再這樣亂報案的話，可能會以妨礙公務來處理，希望我多注意母親言行，也建議我帶媽媽去看醫生。除此之外，我還得一一去跟鄰居的伯伯阿姨們道歉，幸好他們念在幾十年的老交情，都表示能體諒，不追究這些事。」想必這些日子母親的暴走已讓他焦頭爛額，假日先生說話的聲調愈來愈高，空氣中充滿了焦躁。

「醫師，謝謝妳耐心聽完。今天會來，是因為我每天都很煩，我媽動不動就打電話到我上班的地方，一天至少十幾二十通，每次都有不同狀況。我又急又氣，根本無法專心工作，而且腦袋開始出現兩種想法在爭戰，有時會想：『算了！今天不要管她了，應該沒事吧。』

另一個聲音又說：『不行！要是她這次真的出了什麼意外呢？』說真的，我常常不知道如何是好。每週回家時，看到太太跟兒子的臉，他們雖然沒說什麼，我心裡總是覺得對不起，愈想腦袋愈亂，根本睡不好，再這樣下去，我覺得自己一定會崩潰！醫師，請問我該怎麼辦？妳可以開藥給我吃嗎？」他雙手掩面，低著頭說。

「開藥給你吃，可能也沒效。」聽見我這樣回答，假日先生一臉疑惑。

「因為嚴重的可能不是你，想辦法把媽媽帶來門診吧！你需要幫助，但是她需要治療。」我對他說。

我花了一些時間，向假日先生說明，我對他母親問題行為的初步推測，可能是因老年失智症所引起，並且已經合併有明顯的精神行為症狀。假日先生聽了之後，恍然大悟，對於母親的問題行為，也有了與以往不同的理解。他轉而希望我能開立藥物，好讓他帶回家給母親服用，看看能否改善目前的病況。雖然他的要求情有可原，但生病看醫生，可不是在算命。連相親都不能只看照片決定了，我們也無法僅憑生辰就推斷終身，何況是攸關身體健康的大事。在尚未見到病患本人時，醫師無法隔空診斷，當然也無法靠猜測來決定治療，況且這也是違反規定的行為。我建議他最好的方法，是找個理由帶母親前來就醫。

假日先生先是點了點頭，表示會回去想辦法，但隨即又皺起眉來。他很擔心母親會排斥來看醫生，尤其是要她看老年精神科門診。儘管如此，假日先生還是一再躬身道謝才離開診間，我也在心裡默默地為他們一家禱告。

那幾天寒流來襲，由遠而近的救護車鳴笛聲，比平常更頻繁地造訪各個醫院。不知是幸抑或是不幸，某天吃過晚飯後，假日先生的母親右半邊的肢體突然變得無力，被送到急診室醫治。還好這些症狀在送醫的三十分鐘後就逐漸消失了，手腳的力氣也慢慢地恢復，從腦部影像檢查看來，並沒有急性中風的現象。觀察一陣子之後，狀況都很穩定，急診醫師表示她可以出院返家，但囑咐家人要密切觀察追蹤。假日先生推著坐在輪椅上的母親，母子倆一起出現在我的診間，則是從急診返家兩天後的事了。

「急診醫師說是暫時性腦缺血，吩咐我們要做進一步檢查，因為以後可能還是會有中風的危險，所以我今天帶我媽媽來看診。」假日先生邊說，邊對我眨了眨眼。

「有哦！急診醫師有交代，妳需要擱做進一步ㄟ檢查。阿嬤，檢查一咧卡好啦！看頭殼有受傷無。」早知應該去上表演課的，我心想。

「那天真正有嘎我驚到，差一點啊就中風，有夠恐怖！醫生啊，檢查甘ㄟ揪麻煩？」她抬頭看著我。

「阿嬤妳放心啦！我甲妳安排啦。」我拍了拍胸口。

「醫生攏安捏共啊，就照妳ㄟ安排。」她點了點頭，像是一個聽話的學生。而我希望自己則是那個幸運的校醫。

對於長者來說，字典裡並沒有「失智症」這幾個字，所以常不能接受子女的就醫建議，更遑論去看專科門診了。我們可將生冷的醫學名詞口語化，試著運用傳統文化中「吃顧腦」的觀念，來鼓勵他們接受醫療診察。對大部分的長輩來說，「中風」或「巴金森氏症」反而是較為鮮明的意象，也可以藉由這些為引子，強調腦部健康的重要性，進而說服他們。再不然就是把握一個身體不適的訊號，像假日先生一樣，藉機安排母親前來就醫。後來，假日先生的母親接受了一系列的檢查和評估，臨床診斷為「阿茲海默失智症混合腦血管病變，合併有精神行為症狀」。貼心的他，每次都會親自陪同母親返診，簡短但重點式地回報媽媽的近況，對於各種治療處置也都積極學習，然後配合醫囑，全力執行。經過一段時間的治療，在多數的精神症狀獲得控制後，患者的情緒也穩定了許多。

至於假日先生個人的生活情況，又是如何呢？直到現在，他還是跟媽媽同住在老家的公寓裡。數月前，在我跟假日先生兩人一搭一唱的鼓勵下，原本堅持不讓外人照料的患者，終於點頭同意申請外籍看護工來協助她的日常生活。這樣的轉變，出乎假日先生意料之外。增加了幫手來照顧母親，他的壓力減輕了不少，現在每週都能回到自己的小家庭，跟妻子、兒子相聚的時間也變多了。全家還會一同閱讀相關書籍，上網查詢相關知識，一起研究照護的方法。最令他開心的是，兒子順利考上了理想的大學。最近幾個月，假日先生更積極地讓母親接受失智症非藥物治療的療程，希望能延緩退化的速度，維持她的生活品質和身體功能。此外他也嘗試著讓全家四口一同用餐，一同出遊。或許哪天，又能夠和樂地同住在一個屋子裡。

失智照護是一段長路漫漫的過程，有時烈日曝曬，有時風雨交加，坡陡路顛簸。這路程中，記憶傾圮，景物朦朧，似乎看不到盡頭。但是配偶的體諒與子女堅定的支持，能作為照顧者的堅強後盾，**心酸時傾吐鬱悶，脆弱時給予擁抱，疲累時重新填滿能量，以愛引路，陪伴著他們繼續前行。**

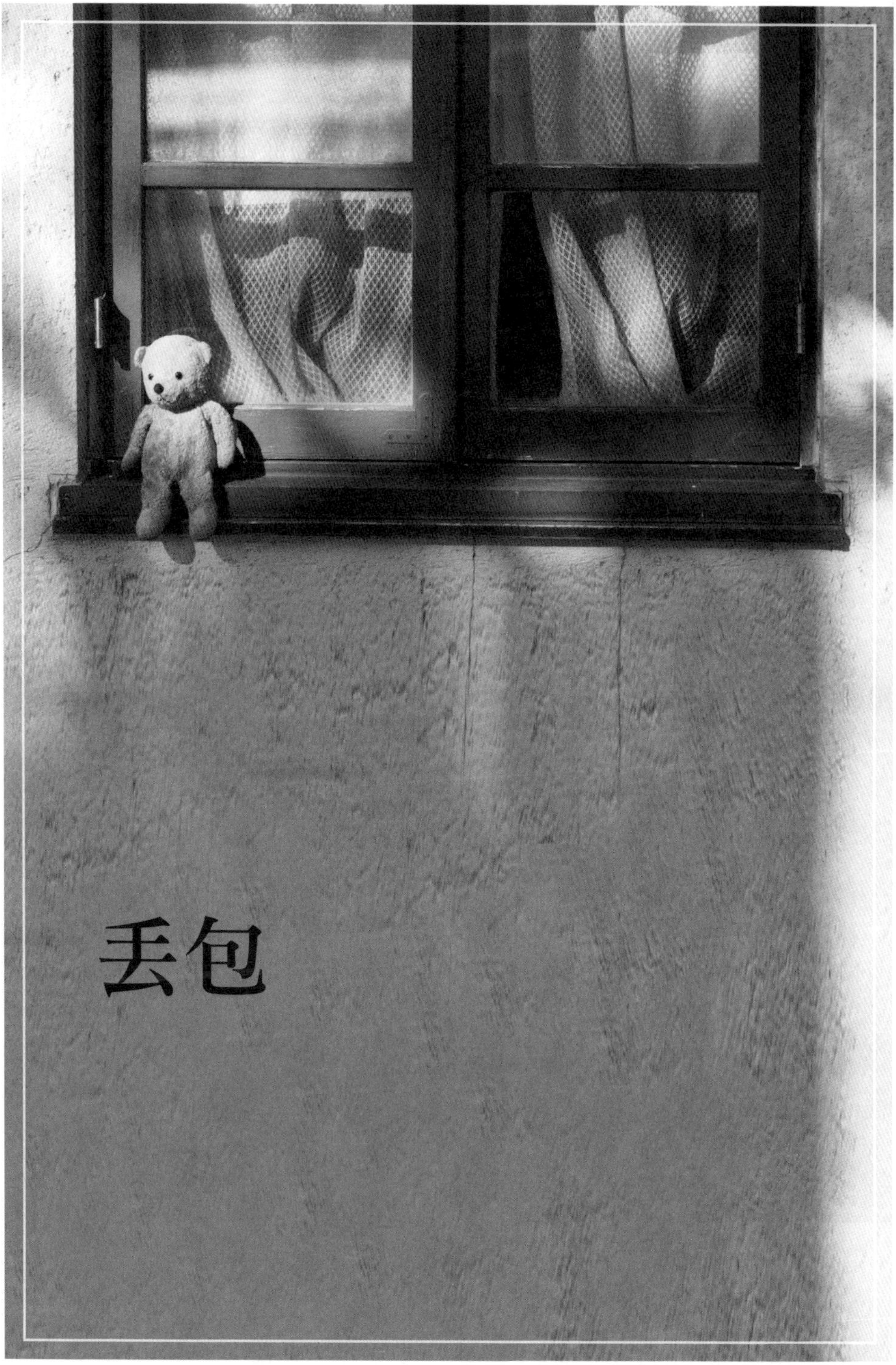

丟包

滿頭灰髮的婦人低著頭，攙扶著一名衣衫襤褸的老先生，緩步踏入診間，某股異味隨之撲鼻而來。連一向冷靜的護理師也不禁皺了眉，馬上轉過頭去，旋即用那如同X光機般的眼神上下掃描一番，那長褲似乎沾上了尿液，拉鍊也未完全拉好。

看準了老先生移動的剎那，護理師搶在他坐下之前，身手敏捷地將衛生巾迅速地鋪在椅面上。

咚，下一秒，老先生就跌坐在墊了布的診療椅上。

當我還在心中暗自佩服護理師反應迅速、身手矯健時，原本靜默的婦人，突然生氣地說：「妳這樣是什麼意思，嫌他髒嗎？又不是我不處理，他說什麼都不肯包尿布，妳知道他有多難照顧嗎？」就像正發炎疼痛的腳趾突然被人踩到一般，老婦的臉色一陣青一陣白。

用意被曲解的護理師，臉色也好看不到哪裡去。其實護理師這樣做，是為了維護診間的清潔，減少病菌感染機會，也顧慮到後續看診病患的權益。沒想到一個熱心且專業的考量，卻被視為讓病患跟家屬難堪的舉動。

眼看未爆彈就要引燃，我趕緊接話。

「聽起來羅伯伯很難照顧，你們一定辛苦了！請盡量讓我了解狀況，也看看我們能幫上什麼忙？」我說。

婦人聽見我柔聲相問，似乎從惱羞成怒中回過神來，重新控制住情緒。她開口說道：「醫師，他現在變得連照顧自己都不會，問他什麼也都亂答一通，晚上不睡覺，一直走來走去；白天也沒睡，坐在椅子上，沒隔幾分鐘就站起來。他不肯洗澡、不肯包尿布，也不肯讓我跟著進廁所，然後把浴室弄得到處都是小便……」

「這樣子有多久了呢？」我問。

「唔……到底多久，我不太清楚。」她皺著眉。

「除了剛剛說的那些症狀之外，他最近是否有記憶力退化的情況呢？」我問。

「嗯……可能有吧？」她偏著頭。

「那他的身體健康還好嗎？有沒有高血壓、糖尿病，或是心臟病呢？」我繼續問。

「這我真的不知道。」接連答不出我的問題，她顯得有點焦慮不安。

「抱歉，請問你們的關係是？」我不禁困惑了起來。

「他，他是我先生。」婦人低下了頭。

「可是，我很久沒跟他住在一起了。」她搓著手，繼續說著。

「二十幾年前，他拋下我跟孩子，跟一個女人跑了，之後再也沒拿錢回家。我沒讀什麼書，只能在小吃店洗碗，晚上再做代工，才把兒子養大。」她望向身後站著的年輕男子。

「這是我兒子，他很乖、很努力，大學畢業以後就去工作，幾年前結婚成家，現在有兩個小孩了。日子這樣過得也很好，我自己盡量不想過去的事，就當作沒有這個先生。誰知道，一個月前，他被人家丟包在家門口。」

「丟包？」我瞪大了眼。

「對啊，現世報啦！以前他經濟情況不錯，那女人看他有點錢就跟著他。現在他老了，錢也花光了，人家也不要他了。」她說。

「我兒子心很軟，畢竟是自己的爸爸，不忍心看他流落街頭，所以還是把他接進家裡照顧。原本以為只是錢被騙光，所以對方不理他了，沒想到真實情況比這還要糟糕。幾十年不見，他的身體好像退化很多，變得比以前瘦，而且不靈活，似乎連洗澡都沒辦法自己來，身上都是臭味。

「我兒子認為他爸爸對不起我，就說他自己來照顧就好。可是兒子工作忙，孫子都還小，媳婦一個人帶兩個小孩已經很吃力了，怎麼還能讓她照顧這個突然冒出來的公公。」

婦人說著自己的想法，兒子拍了拍她的肩膀。

「所以我就說我來照顧他，結果他不但沒感謝我，還很不配合。這一個月來每天鬧，搞得所有人晚上都睡不好，家裡到處都亂七八糟！「醫師，我好恨！他已經毀了我上半輩子，我不能再讓他拖累兒子。」話至此，婦人已開始啜泣，我將桌上擺放的面紙遞過去，看著她再也忍不住滿腹心酸，放聲哭了起來。

一邊安慰羅太太，一邊開始進行各種相關的檢查與神經心理測驗。根據所收集的臨床證據，羅伯伯被診斷為「阿茲海默氏失智症」，並且因為他自我照顧功能退步，又不肯接受其他家人的照護，併發了泌尿道感染及菌血症，出現了意識障礙、行為混亂的現象，醫學上稱做「譫妄」。針對泌尿道發炎，開立血液及尿液檢查，依據細菌培養的結果，使用抗生素治療。針對失智症的部分，使用抗失智症的認知促進藥物加以治療。

經過幾次門診治療，羅伯伯的症狀逐漸地穩定了下來，泌尿道感染痊癒後，譫妄症狀也跟著消失了。我請他的家人提供均衡飲食及營養補充，羅伯伯的體力也進步了不少，但他的認知功能退化已達顯著的程度，正確的時間地點常常搞不清楚，對於親戚朋友也無法完全認得。短期記憶更是退步，往往忘了自己剛剛已經吃過餐點，不過睡眠倒是很規律，也沒有混亂的行為出現。

令人在意的是，羅太太卻沒有因為這些症狀的改善，而有輕鬆一點的感覺。

「羅太太，我看妳好像臉色不太好，是生病了嗎？還是照顧羅先生太過辛勞？」我問。

「醫師，我想我也應該要看妳的門診了！」她說。

「怎麼了呢？」

「這樣說好像很無情。但是我之前以為他再活也沒有多久了，想說咬著牙忍一忍，就當作是為了兒子，照顧到他走掉為止。

「現在我才了解，失智症雖然目前無法根治，但是也不像有些病，很快就會走了。想到他這個樣子，應該還可以撐好幾年，我就很痛苦。」

「妳還是恨他嗎？」我問。

「恨，是已經不恨了。但我累了幾十年，終於等到兒子工作、成家，本來夢想退休以後就可以過我想過的日子，現在卻變成這樣子，心裡真的很不甘願。」她說。

「妳有想過別的方法嗎？」我問。

她點點頭說：「其實我有想過，要送他去安養院。但是他之前被丟包在家門口，我如果把他送去安養中心，不就跟那女人一樣嗎？」

「安置不是遺棄。」我輕輕地說。

「妳的想法有跟兒子說過嗎？」她搖了搖頭，眼淚卻無聲地流了下來。

獲得羅太太的同意，我聯絡了團隊的社工師，接著安排羅伯伯的兒子前來進行家屬會談。我們將羅伯伯目前的病況，預期將來可能的病程變化，每個階段可能需要的照護程度等等，做了詳細的說明。社工師也趁此機會，將羅太太的感受與想法透露給兒子知道。

羅伯伯的兒子有點懊惱地說，因為一邊是父親，一邊是母親，這種尷尬的處境讓他不知怎麼開口，一直沒敢直接詢問母親的心情。這些日子看父親的病況比較穩定，母親也沒吭聲，以為維持現在的模式就好了。

社工師安慰羅伯伯的兒子，上一代的情感糾葛的確讓他為難，這並非全是他的責任，建議他試著用較開放的角度，去思考可能的做法，若是有他從中協助，或許能讓父母的人生各自圓滿。社工師也提醒說，他母親是個傳統的婦女，對於生命中所遭受的種種失落與打擊，多選擇壓抑與忍耐的方式來面對，有機會的話，要試著主動關心她的感受，同時也提供了各種長期照護機構的資料、居家照護的服務介紹，還有民間與政府的醫療與福利資源，讓羅伯伯的兒子帶回家參考。

許多家屬把「安排失智者住入長期安養護機構」，視為「遺棄」失智者。每當想起這個念頭，便以「不道德」或「不孝」來譴責自己，又或是過度擔心他人會認為自己沒愛心、沒良心等等。所以即便是身心已不堪負荷，仍執意將失智者留在家中親自照顧，然後再不停要求自己堅強、忍耐，想要藉此「撐過去」，卻因為沒有關注到自己在身心靈方面的需求，面對這段未知終點的照護旅程，反而愈撐愈苦，終致崩潰。

會有這種想法，除了傳統觀念的影響之外，缺乏對長期安養護機構專業的認識也是原因之一。

「安置不是遺棄」，是在衡量失智者的病情狀況，以及照顧者的照護能力、支持系統、照護資源、經濟能力後，所選擇的照護方式之一。有時是失智者合併嚴重的精神行為症狀，無法與家人相處；有時是失智者合併有其他身體疾病，需要完全倚賴專業人員照護；有時是主要照顧者本身也是家庭經濟的支柱，無法分時分身親自照護；抑或是主要照顧者已經身心俱疲，不適合再繼續擔任此角色。種種因素考量之下，住入長期安養護機構成為較為妥適的選項。既能讓失智者接受到所需要的照護，也能讓家屬獲得實際的幫助，解決相關的問題。

建議失智者的親友，甚至是輕度失智者本人應該未雨綢繆，在病況還不需要全日機構式照護之前，就花些時間對各種安養護機構進行了解，甚至實地去參觀訪問，這也有助於將來選擇優良或是適合家庭需求的安養護機構。平時也可以藉著聚會聊天等機會，探問失智者本人或是其配偶的想法和心意，並且跟其他家屬做好溝通的工作，盡量尋求共識，才不會在面臨上述醫療照護決策時，不知如何是好，或是親人間因意見不同而產生衝突。

經過一段時間的討論與考慮，羅伯伯的兒子決定安排他住到二十四小時全日照顧的安養護機構。養護所離家不遠，每天傍晚下班之後或是例假日時，家人搭車約十分鐘就能抵達，方便時常探視。每兩個月，羅伯伯都會由太太和兒子陪同，從養護所到醫院來進行追蹤回診。這不遠不近的距離，讓羅太太身心都獲得呼吸的空間，臉上的線條也柔和了起來。

大部分的人來到診間，都盼望能搭上時光機，找回失落的記憶。但有些人來到這裡，卻希望能來碗孟婆湯，好抹除忘卻不去的回憶。

是什麼讓我們不能放手，又是什麼讓我們不願想起呢？記憶啊，記憶，這真的只是你的問題嗎？

家暴

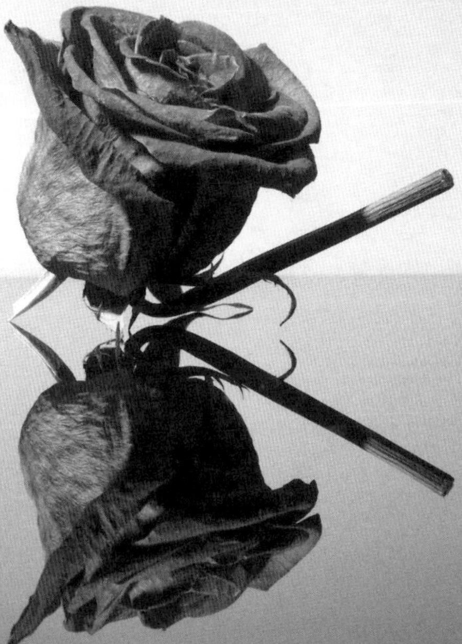

賓伯伯是退伍的老榮民，年輕時響應「十萬青年十萬軍」的號召，參與了戰爭，在轟隆砲火聲中來去，導致他的聽力受損很嚴重。一年半前他被診斷出罹患阿茲海默氏失智症，之後便持續在門診追蹤治療。每次回來複診，他都會扯大了嗓門，不停地重複相同的故事。前一刻，鉅細靡遺地講述當年參與古寧頭戰爭大捷的光榮事蹟，聽他如何在黑夜中迅速部署就位，如何在槍林彈雨中堅持到最後，說得慷慨激昂，滿臉通紅；後一刻，卻怨起自己膝蓋如何痠痛無力。他總是認為這是從前打仗時，被子彈碎片劃傷的後遺症，說得也是慷慨激昂，滿臉通紅，其實這是因為賓伯伯近年罹患退化性關節炎，才會如此不舒服。

賓太太總是忙不迭地糾正他，擔心他再說下去，會拖延了下一位患者看診的時間。雖然他所說的內容我早已倒背如流，每回我都還是聚精會神，以微笑來回應，認真扮演一個好聽眾。

賓太太固定每個月陪著賓伯伯回診一次，不論颳風或是下雨，他們總是牽著手準時出現，一年半載，從未缺席。但最近，已有兩個月不見他們返診，我心中隱隱然有不祥的預感，擔心他的身體健康是否有了什麼變化。

今天，賓伯伯的名字終於出現在候診名單裡。

進入診間的是個熟悉身影，但外貌卻和平常大不相同。滲血的眼角、滿佈瘀青和抓痕的手臂，和賓太太典雅樸素的衣著，形成了強烈的對比，令人怵目驚心！她身邊的賓伯伯還是滿臉通紅，但是怒氣沖沖，手拄著拐杖，步伐有些不穩；賓太太挨近身，伸出手來試圖想攙扶他。

賓伯伯卻不領情，左手奮力一推，想把太太的手揮開，身體卻失去了平衡，踉蹌了兩步，幾乎是跌坐在椅子上……

啊！大家同聲驚呼，幸好他沒摔到地上去。賓太太又著急又生氣，怒道：「你不要這樣子，如果我不扶著，你會跌倒。」

「妳少在醫生面前假惺惺了。」賓伯伯揮舞著拐杖，大聲吼叫。

「醫生，我沒病！是這女人想害我，妳不要跟她共謀。」他轉頭瞪著賓太太。

「賓伯伯，你慢慢講，發生了什麼事？」我緩頰道。

「她一定是要害我，我的錢都被她偷走了。」賓伯伯的聲音愈來愈大聲。

「我吃的東西裡面都有毒，都是她害的，所以我才會身體不舒服。」他指指自己的肚子。

「賓伯伯，你別生氣，我擔心你的血壓會衝高，我先幫你檢查檢查。」我邊回答，邊請助理人員帶領賓伯伯到另一個診間，量測他的心跳、血壓、體重。

待診間的門一掩上，我趕緊請賓太太坐下。

「賓太太，怎麼了呢？」我擔憂地問道。

意會到我的眼神正注視著她身上的傷痕，她點點頭說：「是我先生打的。」

賓太太摀著嘴啜泣，似乎怕哭出聲音來。一旁的護理師見狀，趕緊遞上面紙，輕拍了她的背，想安慰她。口裡咕噥了一句：「蔡醫師，要找社工師來嗎？這可以通報家暴吧？」

賓太太聽見「通報」這兩個字，等不及我開口，驚慌地回應：「醫師妳別通報，我曉得他不是故意的。」語畢，她的眼淚撲簌直流。

我打了手勢，示意先別急著找社工師，靜靜地等候賓太太整理自己的情緒。

過了半分鐘，她擦了擦眼淚、調整好呼吸，抬起頭來看著我：

「那天，我買了一些菜，想說他身體一天天老化了，想煮些營養一點的食物給他吃。突然他衝進廚房，說我要害死他，認為我在食物裡下毒，一會兒又說我偷走他的錢，愈說愈激動，怎麼解釋都沒用。他的眼神變得兇狠，整個人似乎是發狂了！那時瓦斯爐上都還開著火，煮湯的鍋子也都還是燙的，我怕他受傷，急忙說了聲：『你不要靠過來！』沒想到他更是生氣，拿起拐杖朝我打過來……我怕還手會讓他更激動，萬一打翻鍋爐或是引起火災，造成的傷害更大，所以就忍著痛讓他打。還好兒子剛好進門回家，立刻衝過來喝止他，他才停手。」

賓太太一邊用急促的語氣陳述前幾天發生的事，一邊迅速地拭去眼淚，生怕賓伯伯回來時瞧見。如此溫柔卻又堅忍的女性，令我敬佩且心疼。

失智者並非是一般的家暴者，他們多半是因為疾病症狀的干擾，而出現異常反應的行為。但也因為如此，他們攻擊時並不理性，也很少保有對現實的正確判斷。雖然失智者並非故意傷人，當下跟失智者論說道理，有時會更加激怒他們。但失智者無法控制自己的衝動與力道，所以也不建議就那麼站著挨打不還手，恐怕會受到較嚴重傷害。最佳方法便是走為上策，暫時離開那個情境，確保彼此的安全。

等賓伯伯返回診間後，我儘可能地以言語安撫他的怒氣，也順著他擔心自己身體健康受損的想法，告知我將會追蹤他的健康狀況並且適當地加以治療。

幸好現在醫生扮演的是好人的角色，賓伯伯總算是願意答應配合我。接下來針對他的精神行為症狀，我調整了治療的策略。除了維持賓伯伯原本的認知促進藥物治療外，另增加了控制妄想症狀以及穩定情緒的藥物。這幾種類的藥物副作用不少，使用時必須注意劑量的調整、給藥時間的選擇，並且需留心與其他藥物共用時的交互作用，後續症狀穩定時，也需注意適時調減，或是終止藥物治療。

賓伯伯年紀大，加上原本就罹患多種慢性疾病，大大地增加了藥物調整的困難度。但是有賓太太在一旁耐心勸慰與陪伴，不辭辛苦地配合密集回診治療，讓整個過程能夠順利進行。經過一段時間的努力，好不容易才讓賓伯伯的精神行為症狀穩定下來。雖然他仍舊有著容易衝動和多疑等殘餘症狀，不過發生的頻率和強度都減少了許多。賓伯伯和賓太太終於又能恢復往常生活，繼續每個月如同潮汐般規律的門診追蹤。

過了一陣風平浪靜的日子，考驗終究還是來臨。某天回診時，賓太太告訴我，她胸口痛的老毛病又犯了，於是前往心臟科就醫。經過詳細檢查後，醫師評估認為是心臟血管的問題惡化了，需要進行心臟冠狀動脈支架置放術，建議她需找個時間，好好地接受治療。

我關心她是否對此有憂慮。她回答我，除了侵入性治療的風險之外，內心真正煩惱的是自己的身體健康已亮起紅燈，擔心若有個萬一，賓伯伯的照顧該怎麼辦。

「賓太太，心臟問題還沒治療好之前，還是不宜太勞累。妳有考慮讓賓伯伯住進護理之家嗎？」我的腦中閃過許多過勞家屬的臉孔，建議道。

「醫生，謝謝妳關心。我這陣子也一直在想這個問題，已經跟孩子討論過了。」她說。

「你們有什麼打算？有需要我們幫忙的地方嗎？」我問。

「我跟孩子們決定，想讓他留在家裡接受照顧。」她堅定地說。

不知是否受到即將接受心臟手術的影響，賓太太娓娓說出和賓伯伯認識的往事。我這才知道，賓伯伯是賓太太的第二任丈夫。

「我的第一任丈夫年輕時便因為車禍走了，沒留下什麼錢。我那時已經有了兩個孩子，年紀都很小。一個寡婦帶著兩個小孩，這生活真的很不好過。後來熱心的街坊鄰居作媒介紹，我認識了現在這個老公，他年紀比我大了二十歲，但是從不介意我有過一段婚姻，更別說還帶著兩個拖油瓶。我們兩個滿投緣的，不久便結了婚，但我和他並沒有再生育小孩。他對我和孩子們都很好，除了拿退休俸照顧全家之外，還辛苦去兼差賺錢，就是為了要把小孩拉拔養大。如今孩子們都讀到大學畢業，也有了穩定的工作和家庭。

原本我們算是小康家庭，生活無虞。他還沒失智前對我真的很好，我有心臟病很多年了，他老擔心我身體撐不住，家裡大小事都搶著做，洗衣、煮飯樣樣都來。鄰居也都說我走老運，嫁給他很好命。現在他竟然連孩子們的名字都弄不清楚，有時還叫錯我的名字。即使是這樣，我還是捨不得把他送到護理之家……」賓太太說著說著，紅了眼眶，卻帶著微笑，幽幽地看著身旁的丈夫。

了解了賓太太的心意之後，我轉而向她說明在接受心臟疾病住院治療期間，可以考慮暫時聘請本國籍的看護數日，或是由子女短期請假來協助賓伯伯的照顧。針對術後恢復期或是之後的長期照護，目前除了機構式全日托顧的選擇外，還有一些短期的暫托服務，大多是機構式的暫托服務，例如日間照顧中心、安養護中心等。也有家庭式的暫托服務，但目前提供托顧家庭服務的地方並不多，臨時要尋找恐怕不容易。另外某些醫院有提供短期喘息住院，在床位的安排上彈性小、限制多，但對於精神行為症狀嚴重的個案，有時的確是需要這類的處置。如果有親友們可以分擔部分的照護工作，其餘不足的部分，或許也可考慮向社會局長照護服務中心申請到府居家照護，可協助陪伴就醫，或是協助失智者個人清潔等服務，以減輕主要照顧者的負擔。至於外籍看護工的申請，有點緩不濟急，可以留作日後更長期需要完全照護時的方案之一，加上賓太太的細心與耐心，我相信應該能有不錯的照護品質。

後來，賓太太的支架置放術順利地完成，出了院。兩人由兒子陪同，返診就醫。

「孩子們從上個月開始，在醫院附近租了房子，讓我們倆看病追蹤都方便些。」賓太太說。

「歡迎來做我們的鄰居，以後門診時間近一點再出門，免得等太久。」我笑著回答。

往後在門診時，每當賓伯伯又臉紅脖子粗地抱怨我讓他候診太久時，看著他身旁打圓場的賓太太，總是有種淡淡的幸福感，油然而生。

「記憶」這本存摺非常重要，但是存款利率不佳，卻也不能不理睬；若是變成靜止戶，還要倒扣管理費，所以我們要常常活用。但是「感情」這本存摺也很重要，所幸利率還滿不錯的，總是能愈存愈多。只是沒有人知道，到底要存多少才夠花用。我想賓伯伯應該是個滿厲害的人生理專，值得跟他偷師幾招。

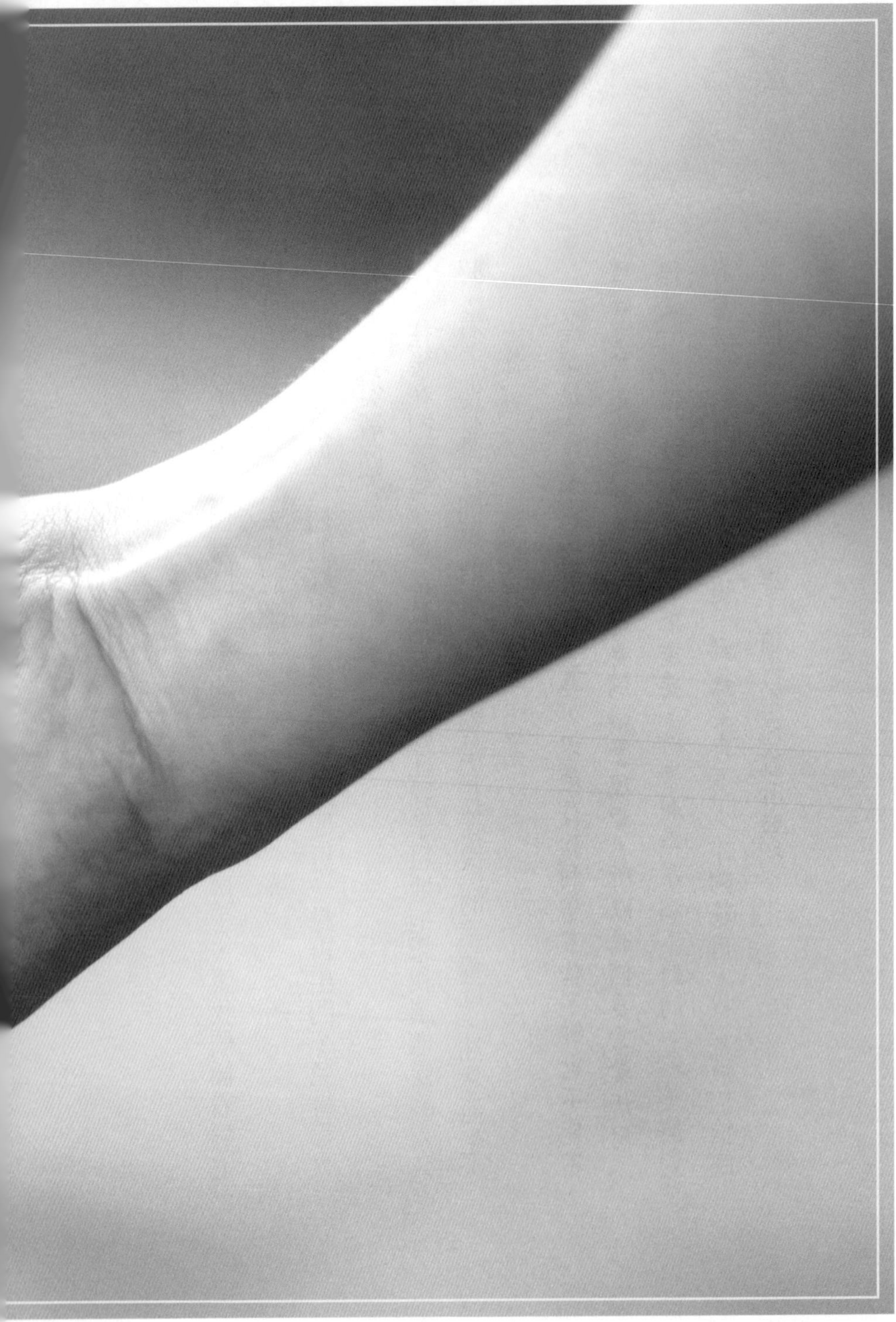

想帶媽媽去看妳

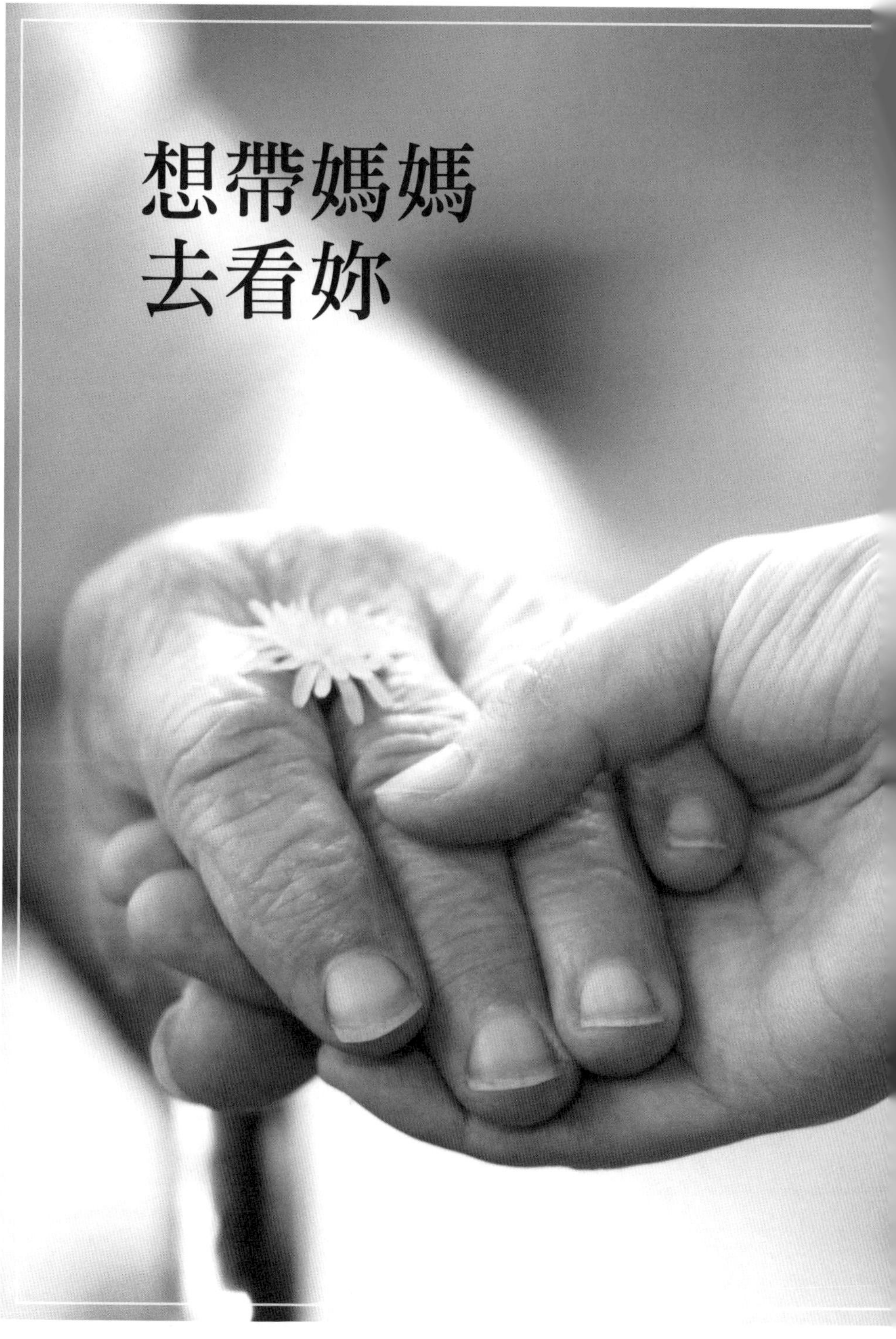

略顯瘦弱的身軀、帶著飄忽不定的眼神，她坐在候診區的長椅上，口中喃喃自語著，內容難以辨識；有時來回踱步，然後又默默地坐下。

我的門診猶如忙亂的市場一般，帶有心事或病事的人們進進出出，除了激動或是混亂之外，理應無暇感受到門外的風吹草動。但診間的門開了又闔，闔了又開，她的身影不時晃過，讓我無法不去注意。明明坐下時，雙眼似乎是看向我所坐的方位，卻對診間門上叫號燈的跳動毫無反應。即使是護理師扯開嗓門聲聲呼喚，也一樣不為所動，好像是來看診的，卻又好像不是……

抬頭看看牆上時鐘，今日門診已然經過了四個多鐘頭，抓緊空檔稍微休息一下，讓自己的目光暫時移開電腦螢幕，站起身來伸伸腰，稍微活動一下僵硬的肢體，免得循環不良。我下意識地看向門外，發現她竟然還坐在候診椅上，迷離眼神所盯的方向，是我嗎？心中不禁納悶起來。到底是初次就醫不清楚報到流程？還是弄錯看診日期？難道是走錯樓層？抑或內心還在掙扎要不要進來看診？……

即使經過精神健康促進團體多年不停地努力宣導，還是有許多人視前來精神科就醫或諮詢為畏途。打開遙控器的按鈕，看看播出的電視劇就可以發現，人們對於心理疾病的看法和想像，多半仍停留在十數年前。一直以來，懷抱著對精神心理或是腦部疾患的偏見與誤解，確實成了那些為此所苦之人的阻礙，讓他們對於尋求或接受醫療協助裹足不前。

一想到此，我忍不住雞婆地請護理師趨前關心一下那位陌生的女子。

「醫師，她不是掛我們這一診的啦。」護理師走回來告訴我。

「我問了一下，她好像是在某某醫師那裡追蹤的病患。可是那位醫師今天沒有看診，我問她今天為何會來？她沒回答。我又問她有沒有需要我幫助的地方，但是她不理我。」原來是成人精神科的門診病患，有了答案，心中的掛慮就放了下來。我點頭向熱心的護理師表達肯定與感謝，繼續埋頭看診。

下次再見到她時，竟是在醫院的病房裡。一開始，還以為是哪裡弄錯了。明明我負責的是老年病患的住院醫療，怎麼會安排成人個案到我這裡來呢？帶著心裡的疑惑，開始聆聽醫療團隊成員的簡報。

「這次新入院的病人，以前並沒有我們科的就醫紀錄，從她的外表看起來，皮膚上有紅疹，還有黴菌感染，藥物未定時服用，血壓不穩定。看來入院前所受到的照護品質可能不佳……」護理師的小嘀咕，其實是很專業的觀察。

「沒有我們科的就醫紀錄？怎麼會呢？之前門診護士還說她是成人精神科的病患。」我詫異道。

「呃，這位是家屬，是病患的小女兒。坐在輪椅上的那位，才是剛剛從急診入院的新病人。」住院醫師發現我弄錯了，怕我不好意思，小聲地在耳邊提醒。

原來今天剛住院的新病人，不是叫做小玉的那個年輕女生，而是小玉的媽媽，她陪同著媽媽，前來辦理入院手續。小玉抬頭看見我來了，迫不及待地對著我說起話來。

「醫生，我本來要帶媽媽去看妳，後來沒去。昨天媽媽的情況很混亂，我不知道該怎麼辦，所以跑去急診，說了妳的名字，後來媽媽住院……」她的話聽起來有些無厘頭，花了一些工夫後，終於弄懂，原來小玉在我的診間門口徘徊，是認為媽媽需要精神科的幫助，想要帶媽媽前來就醫。令我仍然不解的是，為何後來作罷呢？

「它說會被害死……」彷彿感受到我的疑惑，小玉低聲自語。

「是誰說的？」我輕聲引導她。

「它說有人要害死我媽媽……」小玉的表情突然改變，雙眼發直地盯著前方。

「小玉，妳有看到那個說話的人嗎？」小玉搖了搖頭，但雙手卻緊張地抓著頭。

「東西有毒，不能吃。它說藥也有毒。」她慌張地左顧右盼，但四周並沒有其他人。

「所以妳就把媽媽的藥都停掉？」我看了看小玉母親平常服用的慢性病藥袋，滿滿的藥品，最近一個月幾乎都沒碰過。

小玉茫然地看著我，然後點了點頭。

真相水落石出。

除了住院診療的各種檢查與處置，我請團隊的社工師另外安排了一場家屬討論會。小玉的大姐和二姐都來了，我向她們解釋這次入院的過程，說明她們的母親有意識混亂的譫妄現象，主要是因為泌尿道感染所引致；而感染的遠因，恐怕跟平日自我照顧能力受損，連帶個人清潔狀況變得不佳有關。經過適當的治療之後，感染已經好轉，譫妄的情形也改善，但後續安排的評估發現，媽媽已符合失智症的診斷標準，目前日常生活功能約為中度障礙的情況，這也表示小玉的媽媽無法自主生活，需要別人照顧。不過這次小玉受到自身症狀的干擾，竟停止母親的常規治療藥物，顯示出讓她擔當母親主要照顧者的風險。同時，我也將團隊評估認為長期照護患者對小玉所產生的壓力，恐非她所能承受的擔憂，透露給姐姐們作為參考。

「醫師，謝謝妳提醒我們。」姐姐們齊聲說道。

「妹妹二十歲發病後，一直都是我媽媽陪她看醫生，她們母女兩個感情很好。這些年來，我們忙著工作養家，小玉的病情有時也起起伏伏，但多數時候都還過得去。」二姐邊說，眼眶邊紅了起來。

「我跟二妹後來嫁到南部，爸爸過世後，家裡就剩下媽媽跟小妹兩個人。一年前媽媽中風後，行動變得不方便，小玉自告奮勇要照顧媽媽，那時媽媽的反應雖然慢了一點，看起來並無大礙，我每天打電話回家問她狀況怎麼樣，她都說還好，我們以為應該沒有問題，沒想到會弄成這樣。」小玉的大姐有點懊惱。

「別氣餒！妳們也很辛苦，這些年花費了這麼多心力，真是不容易。」我肯定地說。

「事情終究是會有需要改變的時候，也不要太過著急，等妳們姐妹討論好，再看看後續有什麼需要幫助的地方，隨時都可以跟我們聯繫。」社工師也說。

一個家庭有位精神障礙者需要照顧，原本就已經是不容易了。像小玉這樣的「思覺失調症」（舊名為「精神分裂症」）個案多為年輕時發病，主要照顧者通常是雙親，但隨著年齡漸增，父母親逐漸老化，再轉而由健康的手足肩負起繼續照顧的擔子。這樣的日子通常可以維持一段時間，直到某日，年邁的雙親病了，需要被照顧時，情況翻轉。那些原本長時間待在家中、工作能力又有限的精神障礙者，有時就在種種現實考量之下，一夜之間成了老年父母的照顧者；雖然他們懷抱著反哺的心意，但是也別忘了，本身就罹患有精神疾病者，對於處理一般日常生活事物的判斷，或是承擔長期照護的壓力，這些能力都可能因疾病而有所缺損。

最讓醫師傷神的，則是壓力與疾病的雙向化學作用。原本病情穩定的精神疾病患者，因為承擔了勞苦的照護工作，而打亂了原本的生理節律，或是由於照護的壓力，而使得精神症狀復發。更令人憂心的是，疾病不穩定時所出現的幻覺、妄想或是判斷力失常的現象，進一步影響了照護的品質。惡性循環一旦展開，照護與醫療的夢魘就跟著降臨；這時就必須仔細評估精神障礙者所能勝任的程度，並給予適當的協助，主動關心並觀察他們的病情，在必要時務必尋求專業的意見諮詢，或是喘息服務的資源，或許是讓家庭情感和照護保持平衡，達到雙贏的方法。

「醫生，我媽媽已經去住安養院了，我來跟妳說一聲。」這天下午，小玉跑來我的門診報告媽媽的近況。

「我姐姐說，這樣對她比較好。醫生，我媽媽搬去那裡，他們會給她吃東西嗎？會不會吃不飽？他們會把她綁起來嗎？」小玉的表情看來有些擔憂。

「媽媽去住的那家養護所是合法立案的，去年還得了優等評鑑，我想應該沒問題。有狀況的話，還是可以看診來處理。」我試著安慰她。

「醫生，我可以去那裡看她嗎？我很想念媽媽。」她又問。

「我想媽媽應該會很高興。過去之前，先打電話問問，看有沒有需要準備什麼東西，一起帶過去給媽媽。」我務實地建議著。

「我去看她的時候，要說些什麼呢？」她似乎對於探望母親，有些手足無措。

「我想妳可以跟媽媽報告最近生活的情況，例如妳哪天有回診，有沒有按時服藥。讓媽媽知道妳都有按時間去看醫生，媽媽就少點擔心。或者是妳白天都做了哪些活動，讓媽媽知道妳把自己安排好，這樣她也許會更安心。」我回答。

之後，小玉偶爾會到門診來看我，通常是報告母親的病況。有時候，是因為擔心媽媽在安養院的生活。而我會盡量讓小玉有足夠的時間傾訴，一方面安撫她的情緒，一方面評估她的病況是否受到影響。小玉老愛問我，媽媽的情形這樣、那樣對不對，我則總是問她最近過得好不好、有沒有規律地看診服藥……在看似沒有交集的問答之中，串連起一條迂迴又緊密相連的線。

從小到老，我們可能會經歷許多不同的角色轉換，例如從為人子女，轉而為人父母。但我們最可能遇到的角色互換，其實是從照顧者，成為被照顧者。或者是像小玉一般，從被照顧者，變成照顧者。這種主客易位的變化，要適應起來並不容易。昔日保護我們長大的巨人倒下了，他不再強壯、也不再能被倚靠，我們因而慌張、因而無助，也因而亂了方寸。我們試著學習、試著成長，也試著照顧他。

在人生這齣戲中，一人常需分飾多角，同時是孩子、也是父母；同時是學生、也是老師。**每個人都是最佳主角，每個人都是永遠的新人，多台聯播，即時上映，既不能ＮＧ，也沒有再來一次，唯有盡力扮演好自己的角色，直到曲終幕落。**

「媽媽的醫師」和「病患的女兒」，是我和小玉認真扮演的角色，紀念著我們之間，這一段特別的緣分。

母親的筆記本

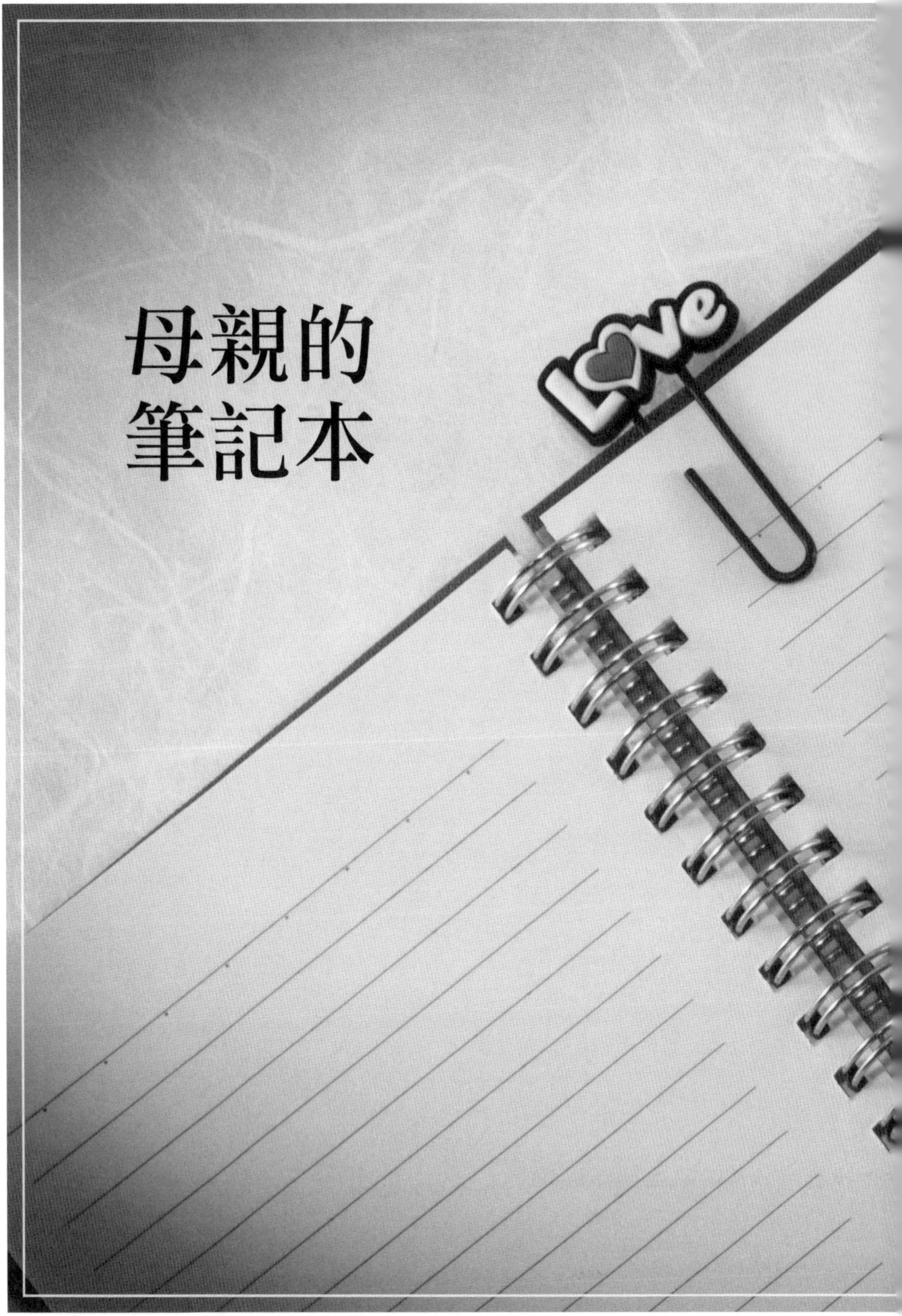

穩定追蹤的病患，若逾時未回診，不免令人擔心。但若是提前來看診，想必有什麼突發狀況，也令我煩惱。今天的掛號名單中列著金伯伯的名字，「印象中，他不是兩天前剛來過門診嗎？」心中納悶的同時，護理師已經打開診間的門，叫喚金伯伯的名字。

「病患沒來，她說是病患的女兒，有問題要問。」護理師說。

進入診間的是個從未看過面孔的女子，她的臉色看起來不太好，想來就是金伯伯的女兒。

「醫師，我媽死了。」她哽咽地說。

突如其來的開場白，令我怔了數秒鐘，腦中瞬即光影閃現，浮出幾天前金伯伯跟金伯母連袂回診的畫面。那天的金伯母，不知怎地，看來臉色分外紅潤，一身改良式旗袍，深黑色主體，點綴著灰色的玫瑰花刺繡，領口與袖口則滾著桃紅色的細邊。如此優雅溫柔的老婦人，卻為了不耐候診而大發脾氣的金伯伯，頻頻向我們彎腰致歉。料想不到的是，這竟是我與金伯母的最後一見。

金伯伯是我的病人，脾氣暴躁、個性有些剛硬好強。據說在工作上非常積極努力，由於表現良好，一路升遷，最後擔任某大企業總廠長的職位。年輕時管理數千名下屬的他，對事物抱持著完美主義的想法，即便是退休後，這習慣還是沒能改掉。在生活中，只要發現任何一點小缺失，就會對旁人爆粗口，大加指責。所幸金伯伯的脾氣來得急也去得快；他太太了解他的個性，總是先依順著他，百般撫慰後，再拐個彎給予引導協助，所以往往能讓大事化小，小事化無。

金伯伯失智後的這段日子，就醫看診、生活起居多虧了金伯母，才能順利度過。

「嗚……」我的思緒被金小姐的哭泣聲拉回現場，迅速收拾起自己的感慨。

護理師輕輕地拍了拍金小姐的肩膀，示意她坐下來慢慢說。

「是猝死的。」她一邊點頭致謝，一邊開口說了起來。

「……」我輕抿了嘴唇，以沉默代替哀悼。

「嗚……我媽她……連一句話都來不及交代就走了。」哭喊聲中滿是遺憾與悔恨。

護理師趕緊將診間的門掩上，好維護金小姐的隱私。

我坐在診療椅上聽她娓娓述說著，母親早年經歷家庭變故後，如何走過顛沛流離的前半生，並展現了無比韌性。當她好不容易將子女拉拔長大，以為可以鬆口氣，老來卻遇到配偶失智。

接著她又細細述說母親照顧父親的種種過程。心細如髮的母親在小處著力、大處忍讓，任勞任怨，從不假手他人。除了捨不得父親受苦外，更是因為不想增加子女的生活壓力。

過往情景歷歷在目，母親的離去卻是如此沒有預兆，彷彿低吟的樂器倏然弦斷，琴音戛然而止，徒留惆悵……

護理師遞過一張一張的面紙，金小姐緊握著雙手，帶著溫度的淚水不停湧出，悲傷與哀慟則有如蒸氣般，氤氳了診間和彼此的眼眶。

「聽到這個消息真是難過，請節哀。有什麼我能幫上忙的？」我拭了拭眼角，轉換一下心情。

「爸爸平時都是媽媽在照顧，這兩天哥哥忙著處理母親的後事，我負責照顧爸爸。」金小姐從口袋裡掏出一本筆記本，上面佈滿手寫字跡，密密麻麻、塗塗改改，一堆記號。

「媽媽原本將爸爸的藥分好了，排在藥盒裡，七格裡已空了六格。媽媽被送到急診的那天，我們在慌亂中，想把家裡所有的藥袋拿到醫院要讓醫師看。回家後，我怎樣都找不到爸爸的藥袋，不知道怎麼給爸爸吃藥，所以來請問醫師。」

我點點頭，將藥物吃法述說了一次。

「這些藥跟控制血糖的藥一起吃可以嗎？」她問。

「可以一起吃，事先排好放在藥盒裡，比較不會弄亂。」我答。

「爸爸明明剛吃過正餐了，卻一直吵說沒吃東西，可以再給他吃嗎？」她皺了皺眉，問道。

「這可能是因為他記憶力不佳，飽食中樞退化的關係。金伯伯有糖尿病，攝取太多澱粉糖類不太好，建議以少量多餐的方式，控制食物的總熱量。」由於金小姐對父親的症狀了解似乎不多，我盡量放慢說明的速度。

「爸爸吃東西或是喝水就一直嗆，這個要緊嗎？」她又問。

「時常嗆咳，可能會間接導致罹患吸入性肺炎的危險，吃的食物可以打成泥狀，試試用吸管喝水，可以降低部分風險。」

「他白天一直打瞌睡、半夜不睡覺，整晚在家裡走來走去，這該怎麼辦？」她再問。

「白天盡量要讓金伯伯曬太陽，例如陪他出門去活動活動，盡量不要讓他一直坐著或躺著。晚上服藥時間也要固定，才能改善睡眠的狀況。」我認真地回答，但金小姐眼神直盯著手上的筆記本，口中喃喃自語，好像沒把我回答的內容聽進去，也沒抄寫下來，顯得心神不寧。

「金小姐，妳還好吧？我會不會說得太快，要不要先寫下來？」我擔心地問。

「醫生，我好難過，我知道我不應該這麼想……爸爸雖然脾氣不好，但是小時候對我還是很疼愛，不知道為什麼，我現在變得很不想照顧他。其實我今天來是想問醫師，是不是一定要把爸爸留在家裡照顧，還是送去安養院比較好呢？」金小姐抱著頭，掙扎著說。

「不同的照顧方式各有一些考量，先說說看妳的想法。」我鼓勵地說。

「不瞞您說，這兩天一看到爸爸的臉，我就莫名生氣。腦中出現的念頭，是我爸害死我媽，如果我媽不要那麼勞累，或許就不會突然之間走了。」

金小姐對母親的憐惜不捨，竟轉換成對父親的怨懟。

「嗚，可是我爸連我媽死了都搞不清楚，每天不停問我，妳媽跑去哪裡了？怎麼還不回來？」她說。

想必這幾天，此情此景不斷在家裡重複上演，已讓金小姐瀕臨了崩潰邊緣。

「因為生病的關係，金伯伯沒辦法記得清楚。」我安慰地說。

「剛剛聽醫師交代了那麼多要注意的事項，我才知道，原來媽媽平常做了那麼多事情，那麼辛苦地照顧爸爸……嗚，我們卻連她身體可能出了毛病都不知道，她從來都沒說自己哪裡不舒服。」說到這裡，她又哭了起來。

失智者的照顧者，常常忙碌於陪伴及照顧的工作，一會兒忙著回診檢查，一會兒忙著接送參與各種日間活動，中間的空檔還得料理煮飯或是從事洗衣、清潔等家務。當他們的生活以照顧失智者為重心時，不自覺地壓抑了內外在的需求，或是忽略了自己的健康。過去的研究指出，照顧失智者可能會對照顧者的身心健康帶來某些危機，包括身體健康受影響、心理壓力增加、睡眠品質變差等等，有些照顧者因為找不到人手可以替換，或者是不放心將失智者託付給他人照護，而一再拖延原本應該接受的疾病治療。這種情形在照顧者本身也是銀髮族群時，更容易發生。或是照顧者本身也是身心疾病患者時，發生狀況的風險也會增高。

在門診看診時，我總是會囉嗦地帶上一句，提醒照顧者也要多注意自己的身心狀態。畢竟長期照顧考驗的是耐久度，就如同馬拉松長跑的選手，平常除了各種基礎訓練，還要學習如何正確跑步，減少因姿勢錯誤而受傷的機會，並且知道如何在不同的比賽裡，調配適當速度。有些照顧者就像金伯母一樣，凡事以失智者或子女生活為重，對自己的病痛多以隱忍不說來處理。有些照顧者不以為意，總認為生病的是失智者，自己的身體還算健康。但也有些照顧者在經過提醒之後，能覺察到自己身心失衡的情況，甚至鼓起勇氣主動接受協助或治療。

令人唏噓的是，總是會出現照顧者突然病倒，甚至早一步離開人世的情形。主要照顧者突然離開人世或是無法繼續照顧，多半都會帶來一些混亂與衝擊，這是因為照顧這件事，其實是由許多瑣碎的小細節所組成的。試想，一個原本拼裝好的樂高模型，現在散落一地，還少了一點核心組件，雖然大多數的零件都還在原地，但除非是行家高手，不然難以迅速重組。對於失智者來說，在短時間內需重新轉換照顧者，和另一個人建立新的照顧關係，甚至因此而需轉換被照顧的環境，這些都是不容易適應的。相對地，因為變故才接手照顧者角色的親友們，必須同時面對失去親人的悲傷，又得在很短的時間內應付變化、承擔責任，做出選擇。此時喪親之痛尚未撫平，悲慟中若又夾雜著對逝去親人的罪惡感，各種情緒翻攪在一起，真的會讓人思緒混亂，無法做出判斷與決定。

「爸爸生病前後，你們有討論過以後長期照顧的問題嗎？」我問。

「爸爸生病後，都是媽媽在照顧。我們沒跟媽媽當面討論過，如果她走了，爸爸的事該怎麼辦？不過我在媽媽的筆記本裡，找到幾頁資料。」

金小姐翻了翻手上的筆記本，原來那是金伯母的遺物。

「媽媽似乎是打算，她如果哪天無力照顧爸爸，想安排他到專業的失智安養護機構去住，她好像已經去參觀了一兩家。」凡事細心且思慮周全的金伯母已經有所預備，只是這一天來得倉卒，沒來得及告訴子女。

「醫師，我很矛盾，明明看到爸爸，我就控制不住情緒，但是想到要送他去安養院，又覺得很不忍心。」金小姐鼓起勇氣，誠實地把心中的想法說出來。

「其實照顧有很多不同的方式。如果在家裡由你們照顧，但是卻造成彼此關係緊張、劍拔弩張的情緒，說不定兩敗俱傷。不妨先把母親的後事先處理完，沉澱一下心情。建議妳跟哥哥抽個空，一起到媽媽去過的那幾家安養機構參觀，實地了解一下那裡的優缺點，家人一起討論後再做決定。」

「醫師，謝謝妳，我好像有點懂了。我會回去再好好想一想，跟哥哥討論後再處理。」她點了點頭。

金小姐轉身要離去時，忽然想起什麼似的回過頭來，搖著手中的筆記本，對我說：「醫師，這裡有一頁寫了妳的名字，我媽在上面畫了兩顆星星。」

這小小筆記本，書寫著叮嚀，記錄著軌跡，滿載了記憶。覺得悲傷時翻翻它，或許從裡面能得到力量，因為這是彼此相愛的一個提醒。

終於，我忍不住地紅了眼眶。

金伯母，謝謝您給我的星星。雖然您再也不會來我的門診了，祝福您平靜安息。希望這一回，我還是有幫上一點忙。

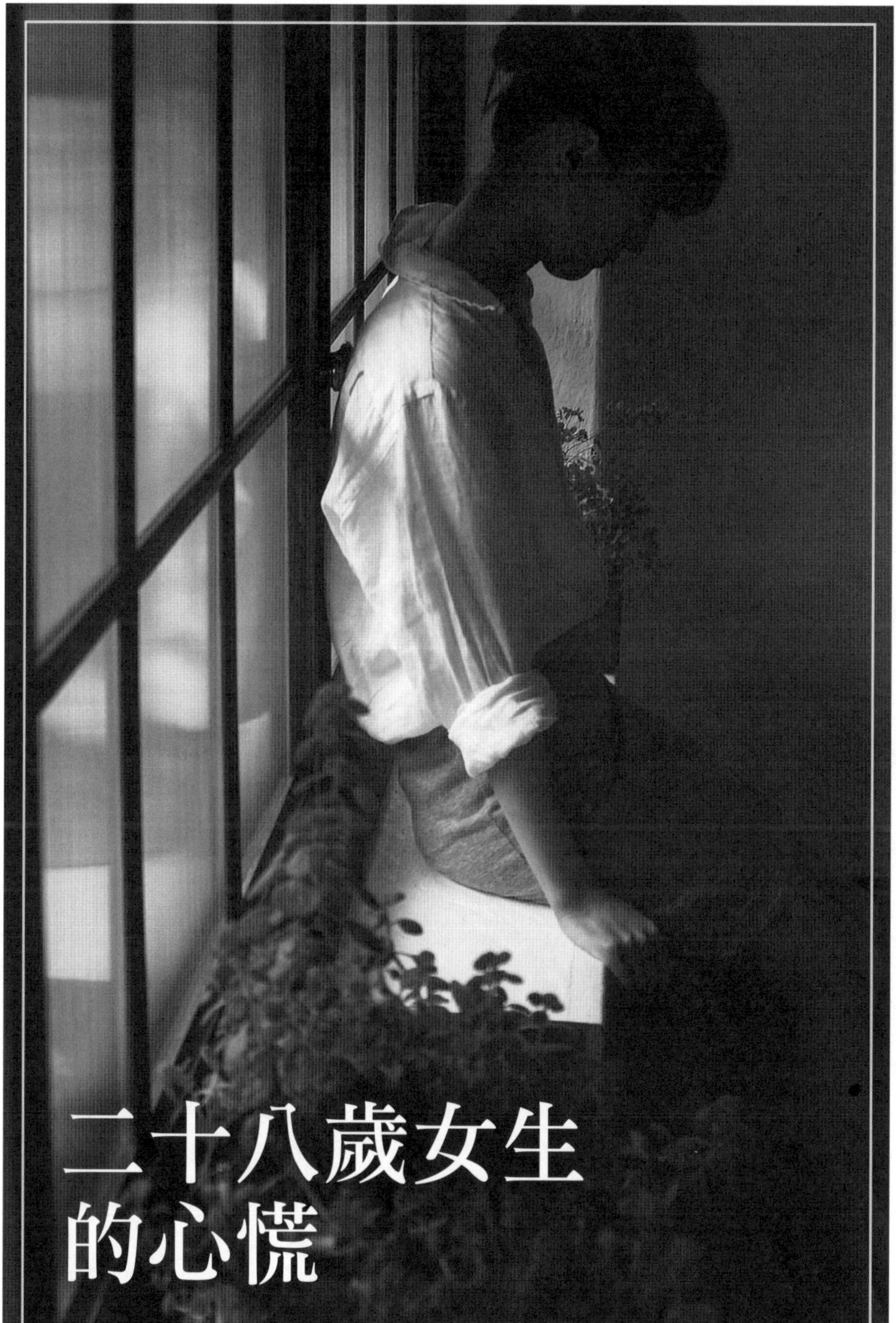

二十八歲女生的心慌

「下一個是初診，二十八歲，年輕女性。我問她是不是掛錯科，她堅持沒弄錯，就是要看這裡。」護理師邊嘀咕邊遞給我初診病歷表，對於有年輕人堅持要掛記憶門診，感到十分不解。

揹著後背包，穿著牛仔褲，留著一頭俏麗短髮的小安走進診間，張望著四周。

「妳好，第一次來看診，有什麼需要我幫忙呢？」我說。

「醫師，我最近覺得自己無法專心，老是忘東忘西的，想來看看是不是有問題……」她怯生生地開了口。

「這種情形，有影響到妳的工作或是生活嗎？」我問。

「這倒還不至於，工作壓力雖然不小，但我都能在時限內完成。」她答。

「雖然有這些症狀，但如果沒有造成生活上的功能損害，或許可以再觀察一陣子看看。多休息、放鬆些，說不定妳只是太勞累罷了。」

我說。

「可是醫師，我奶奶一開始也是這樣，忘記東西放在哪裡，每天都叫我幫忙找，然後開始藏東藏西。她常常整晚上不睡覺，一直在房裡翻箱倒櫃。有天下午她開門說要出去遛達，結果竟然走失了！我們等了一晚上，都沒見到她回家。一邊報警，一邊全家總動員去找她，貼海報登網頁地找了兩天，終於在某個公車站牌附近找到，趕緊帶奶奶去看醫生，說是已經中度失智了。那次之後，她就被送到安養院去，不久，聽爸爸說，奶奶已經不認得他了。後來爸爸再帶著我去探望時，奶奶已經癱軟臥床，整個人變得好瘦，當然也不認得我。」小安回憶起奶奶的症狀，似乎心有餘悸。

「我感覺到妳很擔心自己的狀況。記憶力減退，的確是失智症的初期症狀。不過剛剛替妳進行的認知功能檢測，分數都是滿分，短期記憶力的表現也都在一般標準範圍內。」我指著測驗紙上的數字，仔細地說明。

「真的嗎？」小安似乎不相信自己的表現。

「睡眠不足或是身心壓力太大，也可能會影響到一個人的認知功能，並不是只有失智症會影響記憶力。」我說。

「可是，那天我走在街上，遇到以前同部門的同事，竟然想不起他們的名字。」小安還是對於自己的狀況很在意。

「對於不是那麼熟悉的人，尤其是他們的名字，偶爾忘記是有可能的。如果事後想得起來，或是經過提示後能想得出來，都算是可以接受的狀態。」我進一步說明，希望能安撫她的憂慮。

「可是，我外婆一開始也只是想不起我們的名字，後來就連我媽媽的名字也忘記了，最後她誰都不認得，連自己住了十幾年的房子也弄不清楚，每天在家裡吵著要回家，怎麼解釋都沒用。我還記得，有次跟著媽媽回娘家探望外婆，外婆趁我們不留神，竟然往大門衝過去，那道門早已上了鎖，她這一撞，額頭受傷了，滿臉都是血！我跟舅舅跑過去想攙扶她，外婆居然張口咬了我。」小安摸著左手臂說。

我抬頭看著她，眼神裡充滿著回憶，卻又夾雜著驚恐，想必那一咬，在心中留下了深刻的齒痕。

「所以，妳奶奶跟外婆都罹患了失智症？」我說，無怪乎小安如此緊張。

「嗯。」她點了點頭。

「媽媽還好嗎？」我試探性地問。

「媽媽現在還健康，但是她常常說，如果她以後也變成這樣，叫我直接送她去安養院。」小安嘆了口氣。

有些失智者的家屬或是照顧者，可能因為對疾病的症狀有誤解，或是照護技巧不足，在辛苦的歷程中，累積了許多負向的感受，進而對於失智症，產生了刻板、混亂、悲傷的印象。更有甚者，則是不自覺地在心中留下了陰影，隨著自身逐漸老化，恐懼便隨著時間發酵，也削弱他們真實面對疾病的勇氣與能量。這些經歷過重重難關的照顧者並未能察覺到，那些與失智者相處的不良經驗已在無形之中，對他們產生了某種內在的創傷。

「醫師，我很怕。」小安張著大眼，嘴唇微微發抖，不自覺地搓著手，「我擔心自己以後會失智。」

小安的憂愁，也是許許多多失智者家屬的憂愁。

根據研究，家族中有失智症病史，比起沒有家族史的人，的確會有較高的危險，罹患失智症。醫學上已發現數個會導致「體顯性遺傳」的失智症基因，不過這類疾病很罕見，在有顯著失智症家族史的個案中，只有不到千分之一的家族，符合高外顯率的顯性遺傳模式。失智者的家屬，請勿過度驚慌。

至於是否有高度遺傳性失智的風險，則是醫療專業評估的範圍，可與醫師進一步討論；相反地，如果沒遺傳到此種致病基因，雖不會罹患「遺傳性阿茲海默症」，但仍有可能罹患其餘類型的失智症，而罹患其餘類型失智症的機會，與一般人相同。

「我們每個人都有可能會失智，我也有可能。」這可不是善意的謊言，我誠懇地看著小安說。

「那妳該怎麼辦？」她似乎沒料到醫師會這樣回答，竟然擔心起我來了。

「心存正念，盡力而為。」我故意引用最近的流行語，想要讓回答的氣氛輕鬆點。

我說的正念，指的是「正確的觀念」。預防失智的方法，包括了地中海式飲食（多攝取蔬果、植物性油脂、魚類，以及堅果類食物等），攝取適量的維他命Ｂ群，多用腦（記憶與認知刺激訓練），規律的肢體運動，控制血糖、血壓、血脂肪（三高），避免抽菸、酗酒，小心保護頭部，避免受傷。雖然聽起來容易，但是真正身體力行的話，也是要費一番工夫。

「還有其他的方法嗎？我聽別人講，好像喝咖啡也有用。」小安瞄了瞄我手邊的黑咖啡。

我們之所以要強調正確的觀念，主要是因為隨著醫學科學的進展，有些觀念需要不時地修正。例如常有人問我，吃銀杏有沒有預防效果，根據過去這些年大型研究的結果看來，銀杏對於阿茲海默氏失智症，並無預防或是改善的功效。最近比較熱門的話題是研究咖哩、咖啡、巧克力等食物，對於預防失智的效用，其實這些都是還在研究中的議題。目前初步的研究報告認為，每日飲用二～三杯咖啡對預防失智有幫助，平日多食用咖哩，或是無糖、少脂肪的巧克力，也有研究報告認為對預防失智症有助益。但對於一個人一天到底要攝取多少這類食物，還沒有統一的標準。同一類食物攝取過多，或許也會有伴隨而來的壞處，建議要注意食品安全，並且適量取用。

「那我回去後，馬上就開始執行。」小安認真地說。

「還有一個正念，就是要保持心情愉快。適度的在意，可以提醒我們注意疾病的先兆，早期發現、早期治療，或是改變生活模式，促進健康。但是太過緊張焦慮，不但沒有幫助，反而會影響自己的身心平衡，先蒙其害。」我說。

「對！像我就是太緊張了。」小安紅著雙頰，像蘋果般靦腆可愛。

年輕女子的惶惶不安，隨著一來一往的問答，似乎稍有減輕。但往後漫長數十年的考驗，或許才正要開始。對於有著明確家族史的下一代而言，失智症猶如一個隱形的對手，不知它何時來襲，不知它從何處現身。難以預期的事物難免讓人煩惱，但與其終日憂心，不如強身健體、厚植本錢，再多啃些書籍，準備好招式，倘若戰爭開打，還能與它搏上一搏。

「醫師，如果這些都做了，還是得了失智症呢？」小安又問。

就以一個全世界矚目的新聞來做例子吧。

國際知名影星安潔莉娜．裘莉，有感於母親因罹患癌症，年僅五十六歲便離開人世，加上外婆及阿姨也因乳癌早逝，又檢查出自身帶有乳癌危險因子，於是選擇接受預防性乳房割除手術，她還打算日後再接受卵巢移除術，用以減低將來罹患癌症的風險。這個舉動，掀起各種輿論爭辯，有些人佩服她果斷勇敢，有些人擔心媒體渲染太過，導致民眾過度恐慌。

不知大家是否有注意到，報導中提及，裘莉女士接受預防性乳房切除後，罹患乳癌的風險可望由百分之八十五降低到百分之五，並不是零。也就是說，即使是付出了這麼多代價，也並非完全能確保不會罹患此疾病。但若是不嘗試著去做，則風險會更高。這就好像抽菸一樣，戒菸無法保證之後不會罹患肺癌，但是繼續吸菸，確實會增高罹癌風險。醫學有其難以預測的風險，不能只用結果好壞來評價這些行動是否必要。

「不過，這倒是一個好問題。我們可以試著想想看，如果終究有一天會失智，打算在那天來臨之前，怎麼過日子呢？」我留下一個問句，作為會談的結尾；其餘的部分，留待小安自己慢慢思考。

根據媒體報導，在接受完乳房摘除手術後約一年多，安潔莉娜．裘莉與交往近十年的男友、影星布萊德．彼特舉行婚禮，讓共同養育的六名子女參與整個過程，孩子們以彩繪來裝飾婚紗，並且分別在婚禮中擔任伴娘、負責撒花瓣，或是充當花童。在記者的追問之下，她坦承早在日前已經登記結婚，舉行正式的婚禮，則是為了實現孩子們的願望。

面對可能罹患某種重大疾病的威脅，即便有著國際頂尖醫療團隊的細心評估，競相提供最先進的預防或治療方式，但是最終要怎麼接受治療，都還是要由個人做出選擇。對照這前前後後發佈的新聞稿，這位果敢的女星所做的決定，不僅僅只是一個醫療步驟，恐怕也是一個對於自我、對於命運，以及對於生命、關係與愛的重大抉擇。

隨著年齡不斷增長，無病無痛的只有少數人；更何況，沒有人能夠不老不死。而記憶，從來都不是永恆的。

「思索未來，活在當下。」這是我的想法，你呢？

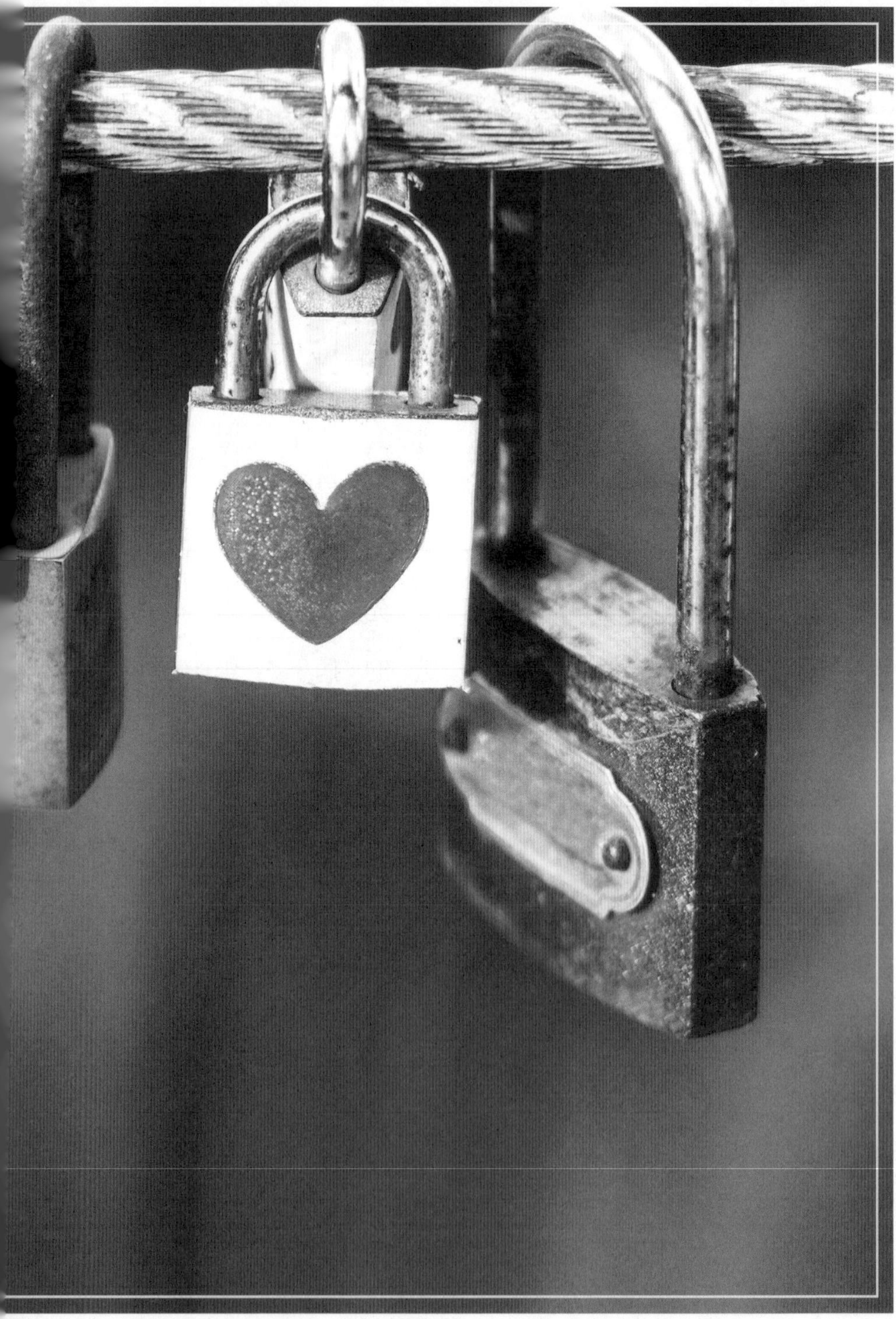

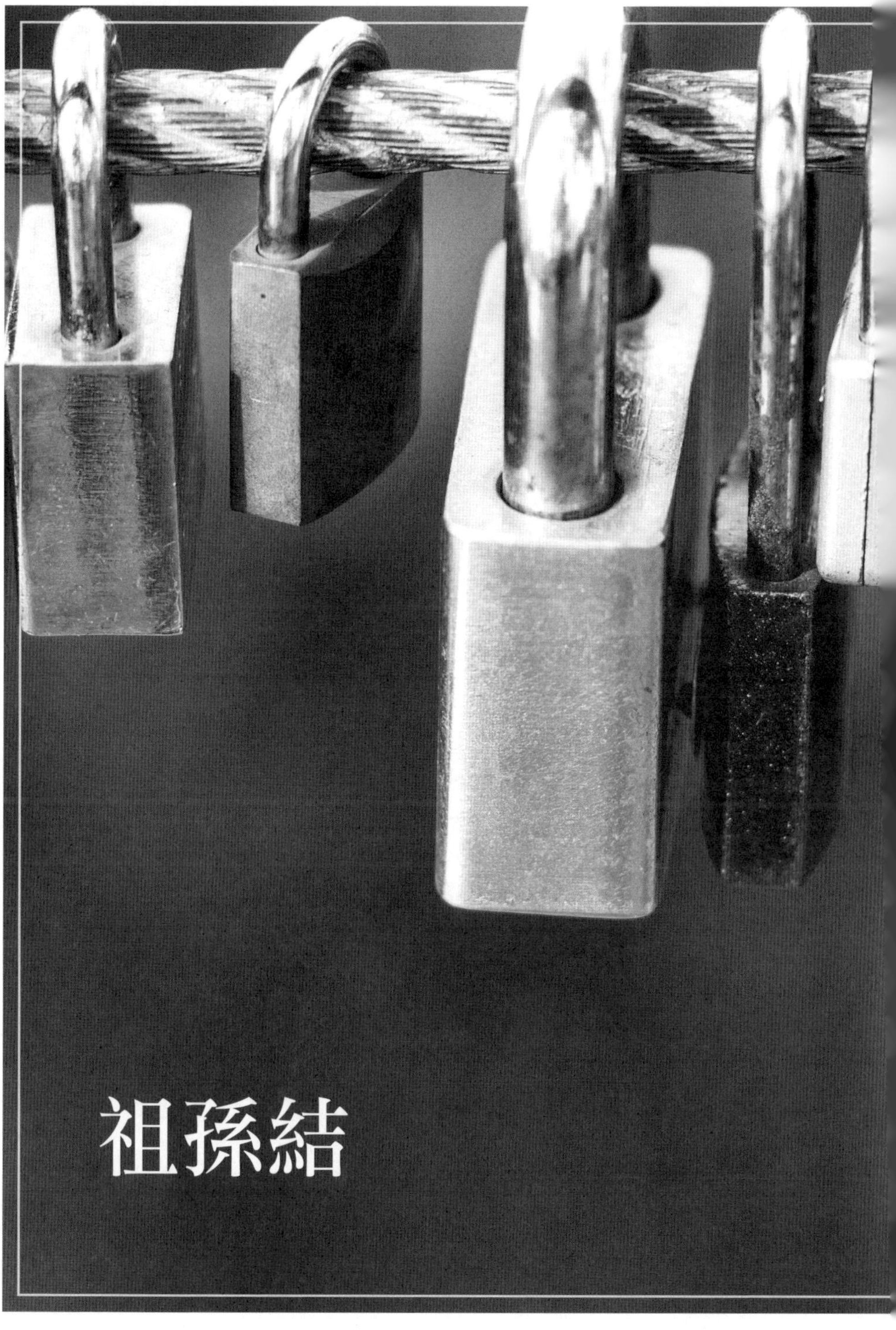

祖孫結

小藍是藍爺爺的孫子。

我對小藍很有印象，一方面是因為陪同失智者前來看診的，多半都是他們的配偶或子女，甚至是看護，一大家子全體出動的也有；但由孫子女單獨陪同的，就不多見了。另一個原因，是小藍跟藍爺爺長得非常相像，兩人都有著深邃帥氣的五官，配上黝黑健康的膚色，頂著蓬鬆的自然鬈，一樣高䠷消瘦的身形，差別就只在頭髮的顏色，一黑一白，就像是刻意組成的跨世代男子團體；也因為如此，只要有人稱讚小藍的帥氣是遺傳自爺爺，總是能讓藍爺爺笑得合不攏嘴！

小藍對爺爺的照顧可說是不遺餘力，除了定時陪同他返診就醫，也報名參與了失智症的各種課程，學習照護的技巧與知識。從藥物的作用、副作用到非藥物輔助治療，小藍都試著去了解爺爺的症狀特性，好做出最適當的安排；更遑論坊間出版的失智症照護書籍，他更是無一放過，認真研讀，若是有疑惑不解之處，還會拿到診間來詢問我。每回見到他從背包裡拿出書本或紙張，我就笑稱：「又到了醫師應考時間。」

藍爺爺今年高齡九十歲了，腦部認知功能退化的現象愈來愈明顯，小藍雖已為此做了許久的心理準備，但真的要開始面對這段下坡路，卻仍不是件容易的事，一向樂觀積極的他，也變得憂心忡忡。

「最近一次的身體健康檢查，各種指數都還可以，看來爺爺身體很硬朗，還有什麼症狀會讓你感到困擾嗎？」我看著檢查報告說。

「可是他最近開始會把我認錯，老是把我當成別人……」小藍的聲音聽起來很沮喪。

「隨著腦力的退化，他的辨識人的能力以及判斷能力都會下降，所以會弄錯親朋好友的稱謂、排行，甚至張冠李戴，把一個人誤認成另一個人，這些都是失智的症狀之一。」我試著說明失智症的疾病進程，小藍一邊聽，一邊嘆氣。

「你看來很難過，是擔心爺爺會忘了你嗎？」小藍起初點了頭，後來又搖了搖頭，臉上充滿了困惑的表情。

「醫師，這症狀真的沒有辦法改善嗎？」小藍的眉頭皺了起來，似乎很在意那些症狀。

「可以試著多跟爺爺自我介紹，說明你是他的誰，或者是拿出老照片，協助爺爺指認出你的臉，可能有些幫助。」我說。

「如果這樣做也沒有用的話，建議不要跟爺爺爭辯。如果他能接受某個角色來照顧他，那就順勢扮演他誤認的人。」我繼續提醒道。

失智者的病程進行到某個程度，就可能會出現「錯認」的症狀。他們會把親友的姓名弄錯，排行弄錯，弄不清楚親疏遠近，甚至弄不清丈夫與兒子。你明明是失智者最親密的家人或朋友，他竟然將你認錯，這種滋味的確不好受。大部分的時候，他們會把兒子誤認成老公，把女兒誤認成自己的姐妹，這是因為他們對過去親友的記憶，比對新近人物的印象深。事實上，錯認的症狀並無規則可循，你很難理解，明明自己每天都跟他生活在一起，為何他搞不清楚你是誰？而其他沒有跟他一同生活的人，他又為何會認得？

於是乎，在門診裡就會見到家人氣急敗壞地糾正失智者，不停地告訴他們說：「妳／你弄錯了，我不是某某某。」

這樣的回應，不僅無法改善失智者的症狀，反倒增加了他的挫折感。有時失智者會不服氣地爭辯，最後弄得雙方都很生氣。遇到這樣的狀況時，建議要避免負面的質問，更不可用責備的語氣，需盡量使用正面說明的方式，例如：「我是李某某，是妳的女兒。」運用簡短的字句，進行自我介紹，然後引導失智者複誦你的姓名，或是彼此間的稱謂。

當失智者初步回應後，先予以正向鼓勵，再藉機加上其他的資訊，例如手足的排行：「李某某，妳的女兒，排行第三。」這過程需要耐著性子、循序漸進地引導失智者。再進階一點，則是運用過去共有的生命故事，試圖觸發他們的遠程記憶。舉例來說：「我小時候愛吃糖，妳都叫我甜妞。我是老三，甜妞，李某某。」但對於重度退化的失智者來說，已無法經由這樣的輔助過程來喚起記憶，這時就是照顧者需要改變原來的相處模式，主動地以失智者能接受的角色來跟他互動，協助他進行日常生活的步驟，扮演那個「最熟悉的陌生人」。

這種角色變換的對話，就好像腦筋急轉彎般，習慣已經養成，有時難以立即調適過來。畢竟角色的改變，就等於是關係的改變。照顧者需要預先做好心理上的準備，必要時可以事先練習，如何切換各種角色，流暢地進行對話。

一個月後，藍爺爺一如往常，由孫子陪同返回門診。小藍表示爺爺的情況似乎沒什麼改善，出現錯認症狀的頻率愈來愈高了。

「我每天都提醒爺爺我是誰，結果還是沒用！他老是把我錯認成別人。」小藍用力搔著頭，有點喪氣，鬈髮也愈來愈亂了。

「你似乎對這一點很困擾，到底爺爺都把你誤認成誰呢？」我問。

「他現在都把我認成我爸。」原來小藍口中的別人，竟是藍爺爺的兒子，自己的父親。

「這滿常見的，畢竟你們都是一家人，長相當然有許多神似的地方。」我說。

「唉，就是這樣，才讓我很不能接受。」小藍搓著手，深吸了一口氣，將藏在心中多年的故事，說了出來。

藍爺爺和太太結婚後，生下了小藍的父親，姑且稱他做「大藍」

好了。在大藍上小學時，藍太太不幸遭逢車禍去世。原本幸福和樂的家庭，瞬時變了色。

遭逢喪妻之痛的藍爺爺，整日埋頭上班，寄情於工作，父子關係愈來愈顯得疏離。年幼失恃的大藍變得不愛讀書，終日在鄰里閒晃，有時惹是生非，不過他的長相瀟灑，異性緣很好；有回和藍爺爺大吵一架，竟然甩門就走，從此斷絕了所有聯絡。

過了不知多久，有年農曆春節，大藍突然出現在家門口，手上抱了個嬰兒，僅丟給藍爺爺一句話：「這是你的孫子。」把孩子留下，就轉身離家，又失去了聯繫。這次一走，已過了二十多年，依然杳無音訊。這嬰兒就是小藍，藍爺爺努力工作，把攢來的錢拿去聘請保母，將小藍扶養長大，祖孫倆相依為命，感情深厚。

「大概有好幾個禮拜了，只要打開家門，爺爺一看到我，就很開心地喊著我爸的名字，不停地對我說，你回來了啊！」小藍邊說邊有些鼻酸。

「自從我有印象以來，爸爸就沒回來過。醫生妳知道嗎？我從來沒見過他的臉，也沒跟他說過一句話。」小藍哽咽的語氣中夾雜著些許氣憤。

「關於爸爸的事，爺爺還跟你說了什麼呢？」我輕聲問。

小藍搖搖頭說：「就這些了。我有感覺，我們心中總是被同一個人困住，爺爺怕我傷心，很少提起這段往事，偶爾喝醉了才會說個幾句。而我也擔心爺爺想到這些，心裡會很難過，所以儘可能避免跟他討論這個話題。如今爺爺的記憶力退化，就算想知道也無從問起了。」

「會覺得難過嗎？還是覺得遺憾？」我問。

「倒也不會這麼覺得，但我有個疑惑，醫師，爺爺不是失智了嗎？為何一直沒忘記我爸爸呢？」小藍不解地問。

「或許爺爺心中一直期盼著、等著，有一天他的兒子回家。」我的話中有話，不知小藍是否聽懂。

他掩著面低下頭，彷彿陷入沉思。

「爸爸跟你講，男孩子不要哭。」原本坐在輪椅上的藍爺爺，誤以為小藍掩面哭泣，竟然伸出手來拍著他。聽起來，還是把他誤當成自己的兒子了。

「被拋棄的人，或許不只是你。」我放慢了速度，一字一句地說。

小藍突然抬起頭，望向我，似懂又非懂的臉。

「我會回去想一想。」一起身離開診間時，他回應道。

又過了一個月，這次陪同爺爺回診的小藍，眼神看來篤定許多，身心狀況似乎調整得不錯。

「最近情況如何？」我關心地問。

「就照醫師妳建議的互動技巧，爺爺認為我是誰，我就演誰。大致說來，日子目前都還算順利。」他答。

「有什麼要跟我說的嗎？」我問。

「最近這些日子，讓我不禁回想起小時候，凡是學校要求須有父親陪同出席的場合，爺爺總是會想盡辦法請假參加。他不惜花錢包紅包，請求同事幫忙代班，就是不願缺席。聽鄰居伯伯們說，有次他還為了排班問題，下跪拜託長官！運動會時，學校舉辦親子趣味競賽，他拖著一身老骨頭，還硬是上場陪我比賽……」小藍邊說邊拭淚，我腦中想像著慈愛的藍爺爺氣喘吁吁地在操場上奔跑的模樣。

「我猜想，爺爺願意代替爸爸照顧我，就是希望替補我成長過程中所缺少的父愛。現在我決定試著扮演爸爸，讓爺爺在最後的這一段路，不會沒有兒子陪伴。我已經決定，不管他把我當成誰，都沒有關係。」小藍緊握著拳頭。

「很不容易的決定，我覺得很好，就這樣試試看吧！以後要是遇到別的困難，我們再商量看看。」我對他的回答表示肯定。

「但是有一個問題，我還在想……」頓了數秒，小藍繼續說。「爸爸把我送回家讓爺爺養，是不是覺得這樣對我比較好呢？」他看著我，似乎想從我的眼神中找到些什麼。

「這題我也沒有標準答案。對藍爺爺來說，他現在有『兒孫』陪伴，我想應該很開心。」我回應他。

漫長的門診結束了，伸個腰站起身，我瞇著眼看向窗外。無雲無雨，今天是一片藍天。

我的腦海中突然閃過一個念頭，或許失智是神給藍爺爺的禮物，也說不定。

人是先有記憶才有愛，還是有愛才有記憶呢？當記憶已經不

再，就不能再愛了嗎？雖然我們常貪心地向神禱告，祈願能擁有愛與記憶，但如果記憶與愛，只能留下其中一個，你要選擇哪一個呢？

阿鴻與阿古

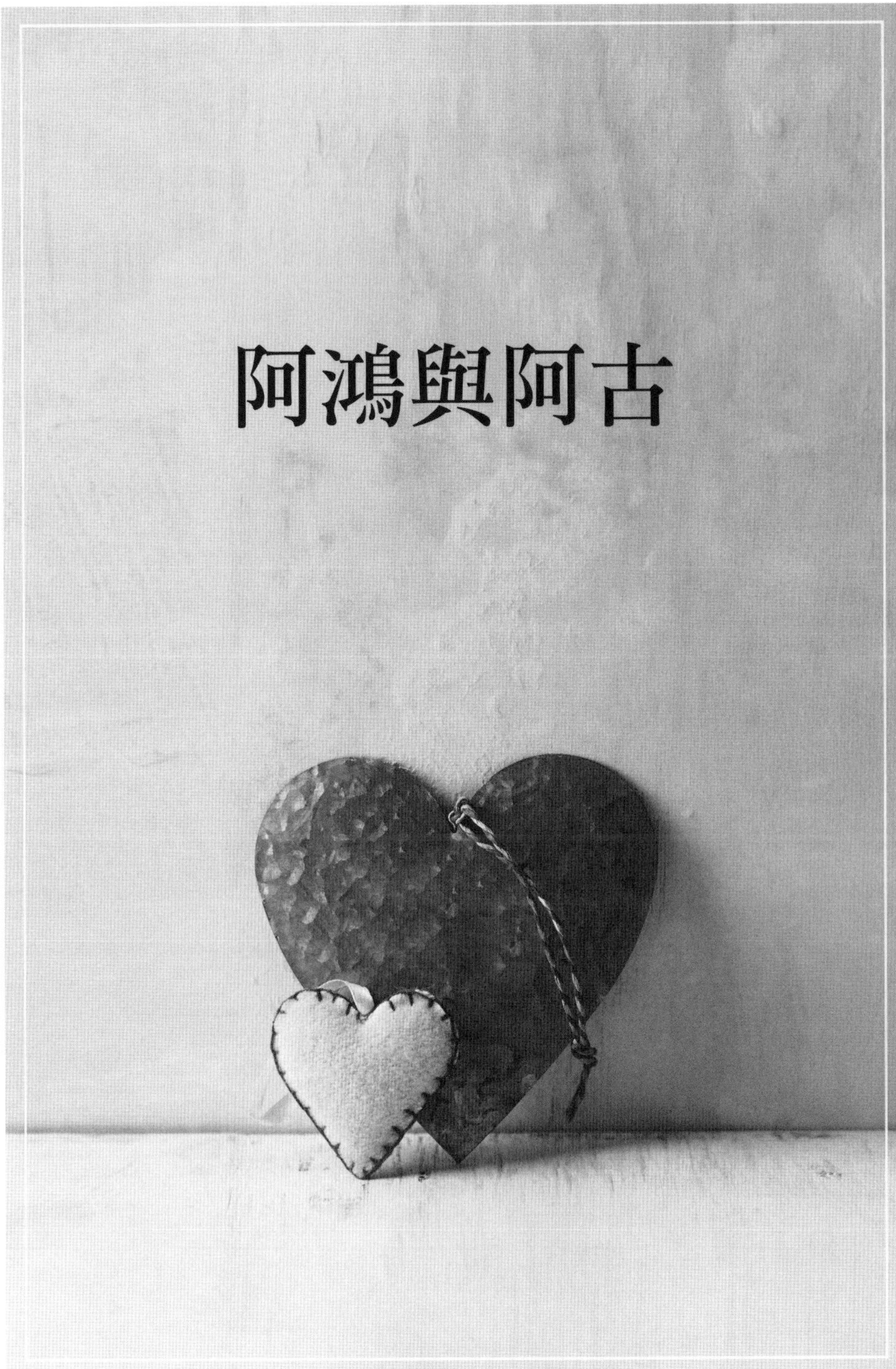

猶記得初次見面時的場景。

年輕的阿鴻跟阿古推著輪椅，上面坐著一個年約七十多歲的老婦人。

「請問你們是她的……」我照例詢問陪同來看診的照顧者，了解他們與病人之間的關係。

阿鴻回答的語氣很爽快，就如同他身上穿著的蘋果綠上衣一般，有著明亮的氛圍：「醫師妳好，我是她的兒子，他是我的『朋友』。」阿鴻說到朋友兩個字時，特意加重了語氣，我因而抬起了頭，看著阿鴻，他則是俏皮地對我眨了眨眼，一副「妳懂吧？」的表情，我輕輕點了頭表示理解，回以一個「原來如此啊！」的微笑。

「今天是第一次來看診，媽媽有什麼情況需要看診呢？」我問。

「我媽媽原本住在南投鄉間，那邊的醫師診斷她罹患了阿茲海默氏失智症。這是媽媽最近吃的藥，裝藥的袋子跟藥品我都帶來了，這個是之前就醫的病歷影本，給醫師您參考，因為我把媽媽接來台北住，我們以後想在這裡看診追蹤。」阿鴻的聲音清亮、說話速度不疾不徐，連放在桌上讓我參考的資料，都看得出經過仔細整理，每個環節都做了重點紀錄，藥品整理得乾淨整齊，可知他對母親的照護非常細心。

「對於失智者來說，轉換居住的環境或是變更照顧者，有時會造成病情的波動變化，需要一段時間適應，你們心理上要先有預備，之後遇到問題可以再討論。」我建議。

臨床上常常遇見許多離家到外地工作的子女，發現罹患失智症的老父母自我照顧功能不足時，會設法將父母親接來自己目前所居的城市同住。他們想就近照顧失智者的心意，讓我深為感動，因為這並非是輕省的擔子，加入了失智者的新生活，勢必會面臨許多要調整的部分。從簡易方便使用的擺設，到預防滑倒或走失的安全考量，都須重新思考安排。這回見到兩個年輕男子要照顧一個老母親，我不免雞婆地擔心了起來。

「父親過世之後，媽媽原本一個人住在老家裡，姐姐們都住在附近，常常去探望她。有一天大姐突然打電話給我，說媽媽生病了，醫生評估她已經無法照顧自己，說母親並不適合自己一個人獨居，建議姐姐們將媽媽接回家，或是送到合適的安養院。媽媽雖不排斥跟女兒們同住，但是我姐姐們都婚嫁了，各有自己的家庭，有的是空間不夠，有的是夫家有意見，實在是有困難接媽媽跟她們同住，大姐於是打來跟我商量，討論以後要怎麼辦？」阿鴻繼續說。

「所以你就把媽媽接來台北？」我問，阿鴻點頭回應。

「我之前打電話回家時，就覺得媽媽怎麼老是問一樣的問題，那時候雖然覺得怪怪的，但是因為沒跟媽媽住在一起，無法進一步觀察她的情形。我那時以為，人老了就會這樣，也忘了提醒姐姐們，帶媽媽去看醫生檢查。有天媽媽忘了關家裡的瓦斯爐，引起一場小火災，所幸鄰居們緊急呼叫消防隊前來救火，才沒釀成大禍。直到那時，我們才知道媽媽已經出了狀況。我很難過沒早點發現她的症狀，讓媽媽及早接受相關的治療，所以我想親自照顧媽媽，就算只是一段時間也好。」阿鴻乾乾淨淨的臉上，掛著懊惱的表情。

「現在的社會，許多人的工作都太過忙碌，難免會疏忽了。早期症狀輕微時，本來就難被發現，有時候跟正常老化現象也不易區別，何況你並沒有接受過醫學訓練，不要太過自責。」我輕輕安慰阿鴻，試圖減輕他的難過。

「不是這樣的。」阿鴻用力地搖了搖頭。

「醫師，其實我十幾歲就離家，中間有好多年，我都沒跟父母聯絡，連打個電話也沒有。如果有，我或許就能早點發現了。」阿鴻的臉上出現了難以形容、有點複雜的神情。

阿鴻說自己出生於一個大家族，伯叔輩的宗親們彼此都住在附近，宛若一個小社區。上面有四個姐姐，年紀都比他大上一截，因為父母親很傳統，有些重男輕女，盼望了很久，終於生了阿鴻這個唯一的兒子，滿心期望他能傳宗接代。沒想到阿鴻在青春期時就清楚地明白，自己的性取向與雙親期望的不同。有回起了口角，年少衝動的他，為了激怒父親，竟脫口說出自己不喜歡異性。

父親從沒想過有這種情況，根本無法接受這個事實，當下氣急敗壞、面子上掛不住的老爸，拿起掃帚就是一陣揮舞，不理會母親一旁苦苦求情，硬是把兒子逐出家門。

當時剛考上技術學院的阿鴻，就此離家北上，半工半讀地完成學業。中間僅靠著姐姐們的居間聯繫，有一搭沒一搭地跟媽媽互傳訊息，即便是逢年過節也不回家。

父親病危臨終時，阿鴻人正好在國外。傍晚回到住宿的旅館，打開電子郵件信箱，看到姐姐們寄來的信，才知道家裡出了事。他連夜奔向機場，訂到候補機位趕回台灣，家門口早已佈置成了靈堂。

阿鴻說，殘留在他印象中的場景，是一朵朵黃白的菊花，絲毫聞不到丁點香氣，伴奏著不停傳來的啜泣聲。原本對阿鴻就不怎麼諒解的叔叔伯伯，見他木然佇立在門外，有的流淚嘆氣、有的搖頭不語、有的怒聲咒罵。幸好嬸嬸們來打圓場，對著他打了手勢，示意阿鴻雙膝跪下，然後匍匐在地。

就這樣，他半跪半爬進了家門，終於見了父親最後一面。耳邊傳來大伯母哽咽的聲音：「老三只有這個查甫囡仔，恁要給伊返來，替伊阿爸捧斗啊！」話一說完，所有人都哭了起來。

就這樣，總算是把老父親的葬禮辦完了。而十幾年不見的媽媽，頭髮也都花白了。

母親邊整理衣物，邊問兒子這幾年日子過得如何？阿鴻一五一十地向媽媽報告，自己現在的工作情形，並讓她看了看手機裡阿古的照片。

媽媽看了一眼，默默地點了頭，沒再追問下去。臨別前，母親交代阿鴻要好好工作，照顧好自己的身體。送別到門口時，竟然吩咐他，別帶朋友回來，免得家族遭到他人閒言閒語。

阿鴻說，沒想到因為爸爸的死，再度打開的家門，竟如此快速地被掩上。這回雖然不再負氣離家，卻變成保持距離，直到失智症來敲門。

「醫師，對不起，好像講太多了！也不知道我今天為什麼會這樣。」阿鴻不好意思地說。

「沒關係啦！初診都會講比較久。」我苦笑著，並不敢瞄向排在診間門外的人龍。

老媽媽對於能跟兒子阿鴻住在一起，顯得非常開心，常常阿鴻、阿鴻地喊。但是這種兩男一老的同居生活，還是讓她老人家花了不少時間來適應。老母親罹患失智症後，自我清潔的能力下降，上廁所還勉強可以自己來，但是需要阿鴻和阿古幫忙她洗澡，這就有點為難觀念傳統的老媽媽，對於被不是丈夫的男性碰觸到身體，她顯得有些排斥，起初不太願意讓他倆幫忙。

阿鴻跟我討論了許久，發想了幾種方法，先是撤掉了浴室裡的鏡子，減少媽媽看見自己裸著身體的尷尬。鏡子這個家庭常備物品，常常會引發失智者不安。居家照護時，建議將其撤除或是以布簾遮蓋。另外就是使用海綿來洗澡，避免用手直接碰觸到媽媽的肌膚，接著又買來美髮店剪髮時，客人穿的塑膠衣；媽媽穿著塑膠衣洗澡，讓她覺得自己並不是直接地暴露身體。可以說是絞盡腦汁、想盡了辦法，就為了提升失智者被照護的舒適與尊嚴。

相反地，讓阿鴻和阿古兩個年輕人照顧，也是有不少好處。譬如說，他倆體力充沛，聽我說讓失智者多曬太陽，多增加知覺感官的刺激，都是很好的日常活動。他們便時常在假日時扛著各式的照護裝備，推著輪椅出門去；不管是散步、踏青，還是賞花、賞楓、賞煙火，都帶著老媽媽四處趴趴走。更時常將母親裝扮得漂漂亮亮，將斑白的頭髮吹得蓬蓬的，雙手擦上粉色指甲油，身上再噴點香奈兒五號香水，每每逗得老媽媽很開心，增添了不少生活的樂趣。

一晃眼，老媽媽在我這裡看診都已三年多了。最近這一年，她的記憶力持續退化，幾次的感冒肺炎讓她元氣大傷。雖然還認得兒子，卻已逐漸忘了他出櫃的事。

「這會讓你很困擾嗎？」我問。

「她老認為我跟阿古是堂兄弟。」阿鴻答。

「這樣還好吧。」我說。

「重點是，她總以為阿古才是她親生的。」阿鴻故意用著吃醋的語氣說。

我轉頭望向阿古，他則是如往常般，一臉靦腆地微笑著。

那天後過了三個月，我收到了一張白色卡片，是阿鴻寄來的。他告訴我老媽媽日前已因急病往生，依照母親的心願，採取安寧緩和療法，不插管、不電擊。走的時候很安詳，身上沒有任何管子，所有的子女也都在身邊，特地寫信來謝謝我們多年的照顧。

這不是我第一次收到這類的卡片，總是會把每個字細細讀過，在心中感謝一路並肩作戰的家屬，咀嚼這段失智者與我們在病中相遇、並讓我們共同照顧的緣分，也與整個醫療團隊分享家屬的心情。

我把回憶過程中的點點滴滴，當作是對失智者的追思。

卡片裡還夾著一份文件，打開一看，竟是老奶奶的訃聞。把這個也寄給醫師，就不常見了。我懷抱著緬懷的心情，緩緩地打開這份訃聞，上面述說著老奶奶的生平，末了依序列出子女及親族的姓名。阿鴻是長子，他的名字被寫在首位，依照習俗，這是當然的，但我仍為他感到驕傲。繼續往下看，只見阿古以義子的身分，居然也列名在末端的署名欄中，心中一陣感動，差點又要落下淚來。

闔上訃聞，腦中浮現老媽媽這些年開心的表情，還有阿鴻對著我眨了又眨的眼睛。突然懂了他那天的表情，百感交集、有悲有喜，這滋味，真的挺複雜。

在失智的國度裡，記憶是國王。這裡的人們不太在乎性別，也不太在乎稱謂。他們到底在乎的是什麼呢？我也還在研究。

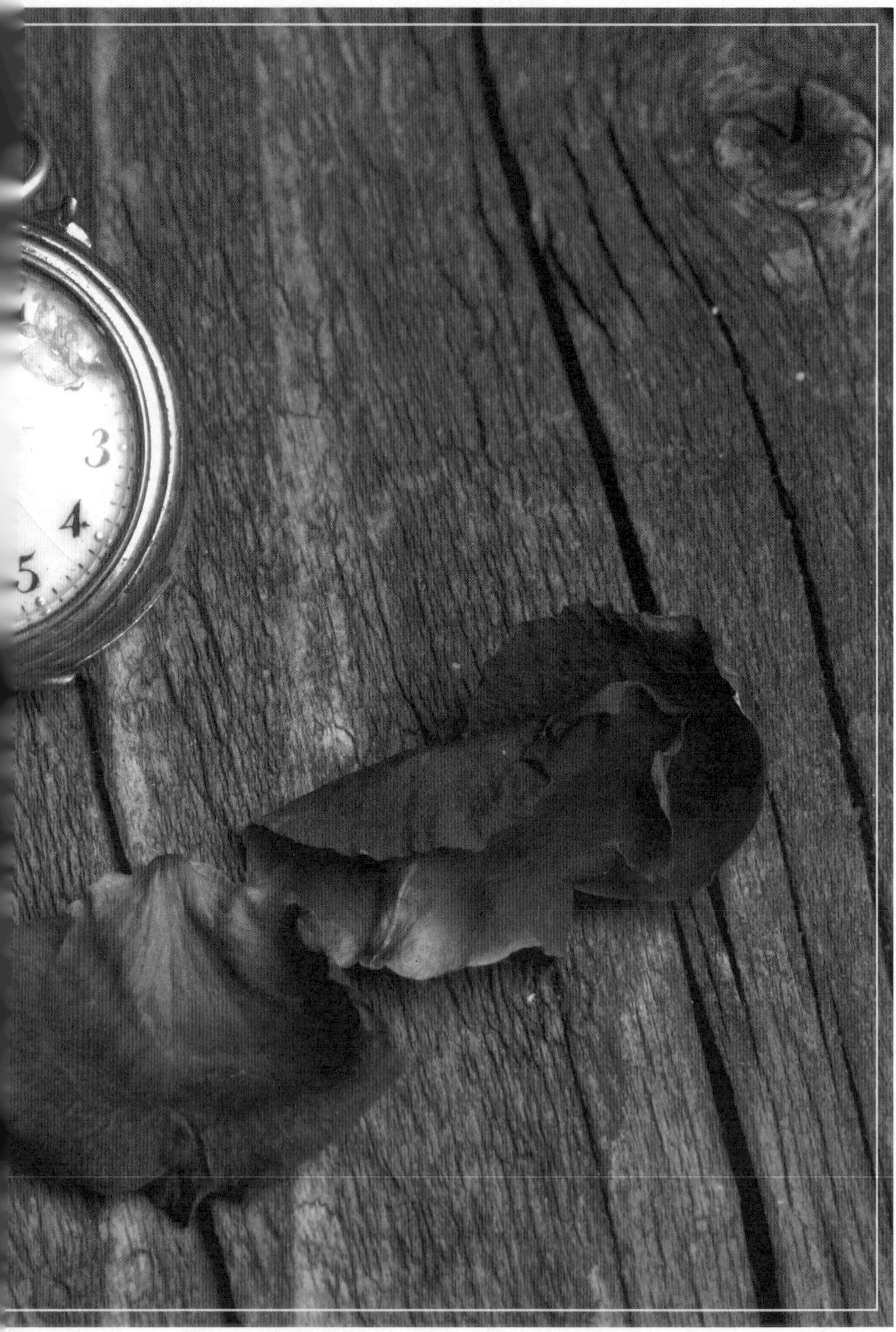

旋風小姐

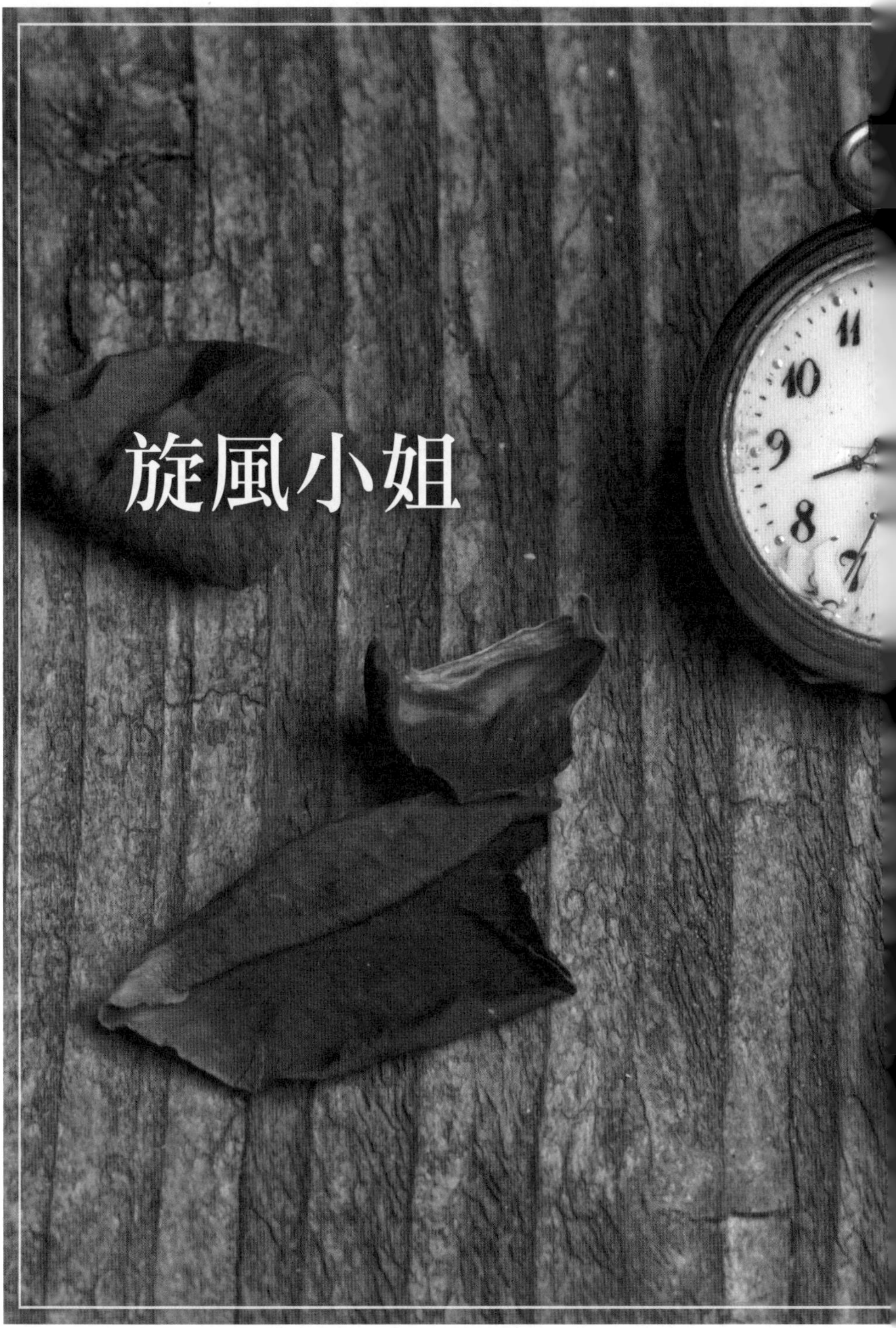

「護士小姐，可以的話，能不能安排讓我媽媽先看？」一位穿著針織洋裝，脖子上戴著珍珠項鍊的女士，脹紅著臉向護理師說。

「妳們的號碼還沒到哦，要稍候一下，如果號碼排序在前面的病患沒來，我們會盡量幫忙。」護理師溫和地回應。

「我帶媽媽來看診，但是待會還要趕去接小孩放學，時間有點逼近，再不看就快來不及了……我家裡沒有其他人可以幫忙，拜託一下。」她非常著急，不停地鞠躬、點頭。

「可是……」護理師雖然心裡同情，但這樣對其餘候診病患並不公平，不知如何是好，回話也猶豫了起來。

所幸，原本輪到下一序位的病患及家屬在旁看了不忍，主動表示願意禮讓他們先看診，護理師一邊向這位志願交換序號的病患道謝，一邊把握時間，趕緊讓她推著坐在輪椅上的母親進入診間。

大家開玩笑地稱呼她為「旋風小姐」，因為她每回都是行色匆匆、來去衝衝衝，總是無法在診間外久候，常常來拜託能否讓母親早點看診。就連看診的速度也是飛快，迅速地講完重點、跟我交換完意見，馬上道謝走人，絕不閒話家常，有時連診療椅都沒坐熱就離開了。雖然停留時間不長，旋風小姐卻是讓人印象深刻，常穿著一身優雅、頸上佩戴著珍珠項鍊，似乎與她來去一陣風的行事風格不搭。

後來旋風小姐告訴我，她的父親曾擔任某軍種中將，直到了四十多歲才生下她，雙親將唯一的獨生女視為掌上明珠，非常疼愛她。每回必穿的針織洋裝就是母親親手編織的，珍珠項鍊則是父親送的結婚禮物，母親失智後，老是詢問這兩件物品，只要看她穿在身上就會很開心，也難怪她總是以這套標準裝扮現身。

她的父親三年前因病去世了，現在母親高齡也八十八歲。旋風小姐本人結婚較晚，三十八歲時才生了一對雙胞胎女兒，先生這兩年長期派駐大陸，每兩週才能返台相聚，她一方面在家中從事設計的工作，一方面還需照顧兩個正就讀小學的孩子。由於先生時常不在家，自己又沒有手足可以幫忙照顧母親，這種蠟燭兩頭燒的生活，讓她感到心力交瘁。

旋風小姐正是典型的「三明治世代」，上有高堂須奉養照護、下有年幼子女要撫育，自己還得努力工作，賺取生活費。加上母親是失智者，照護的需求加重，常使她有種精力被耗盡、體力被榨乾的感覺。以往返醫院看診為例，許多身為子女的家屬必須向公司請假，辛苦地帶著長輩來返診，無奈就診人數眾多，等候時間長短很難預估，等著等著，又到了放學的時間，眼看就要來不及去接小孩放學。若是放棄此次門診，又要另外請假，更是增添困擾。雖然許多醫療院所都提供ＡＰＰ候診序號即時更新的服務，但仍無法精準地預測看診時間。

畢竟診療病患並不僅僅是看看報告、打打電腦如此簡單。若遇上病況不穩的個案，常常會使得看診時間延長，這時就需要後面順位的病患與家屬多體諒了。若是幸運地遇見富有同理心的病患或家屬，衡量自身的狀況後，主動禮讓他人先行就診，讓診間多了些相互扶持的溫馨，也讓醫事人員不會陷入情理兩難中。

雖然說「三明治世代」不是新鮮的名詞，但隨著「晚育」與「少子化」的浪潮襲來，這種情形非但愈來愈頻繁，其態勢也從大風大浪，升級為噬人等級的危險海嘯。

前些日子，一位好友的父親重病住院，妻子又剛誕下幼兒。身為獨子的他在工作與照顧父親間奔波，有次他感嘆地對我說，看到父親鄰床病友住院期間由五名子女輪流照顧，眾多家人不時齊聚病榻前，心中突然湧起「如果有手足該有多好」的念頭。

這番風景，正是台灣社會的寫照。以家人為核心的照顧方式，藉著儒家孝道思想為根基，且得力於過去人口較多的大家庭結構，對照如今「已經回不去了」的低出生率，面對高齡化加速的將來，傳統的照護模式勢必會受到更嚴峻的挑戰。如何整合自有的資源，跳脫固定的想法，創造更活化更多元化的照護，還需要更多的思考。

有回旋風小姐一反常態，不再趕著離開，護理師好奇地問了問，原來是因為雙胞胎都得了流行性感冒，乾脆請病假，全家一起來醫院看診。

「辛苦了，既然不趕著回去，有什麼想跟我討論的嗎？」我說。

「醫師，最近媽媽愈來愈需要人幫忙了。我想接媽媽到我家來同住，比較方便照顧她，但是一直都卡住……」她憂心地說。

「卡住？是房子空間不足，還是先生不同意？」我問。

「是我媽一直不肯搬來，不管我怎麼勸，她都說要住在原來的屋子。昨天晚上不知道發生了什麼事，她居然在半夜爬出窗台，摔了下來！幸好老家是一樓，但還是摔得滿身是傷。」她微微掀開了媽媽的衣服，手臂上幾道刮傷還滲著血，臀部也是一片瘀青。耳背的母親聽不明白女兒的話語，瞇著眼，一臉認真地看著我。

「醫師，能拜託妳勸勸她嗎？她最聽醫生的話了。」女兒哽咽地說。

這年頭患者家屬對醫師的期待，可以說是包山包海，我只好硬著頭皮，接下了這個「超級任務」。從抽屜裡拿出聲音擴大機，清了清喉嚨，開始對著老奶奶喊話。

「奶奶，女兒說想接您過去一起住，您覺得怎麼樣呢？」我試探地問。

「不用啦！我想住原來的地方。」奶奶絲毫不給面子，馬上打我一槍。

「可是妳一個人住，我們大家都會擔心。」我說。

「不要擔心啦，我住了幾十年啊，東西放哪裡，我都很熟啊。」顯然苦肉計對奶奶沒效。

「還是說老家裡有什麼東西，讓妳放不下？就一起搬過去女兒那裡吧。」轉個彎，我試著想搬開那塊石頭。

「還是騙不過醫師妳。我跟妳講，我不要搬走啦，這樣阿龍會找不到我。」奶奶答。

「阿龍？」我瞪大了眼，拉長了尾音問。

「媽，爸爸三年前就已經走了！妳怎麼還這樣說。」旋風小姐回答了這個疑惑，原來阿龍是爺爺的小名。

「奶奶，聽起來妳很想念阿龍。」我說。

「不是啦，他常常來啊，有時候坐在窗邊，有時候站在床腳。」奶奶幽幽地答。

「女兒說妳昨天晚上想從窗戶爬出去……」我馬上聯想到最近發生的意外。

「對啊，因為我好像看到阿龍在外面，我怕他不知道我在家，所以我去給他開門啊。」奶奶認真地回答。

旋風小姐的母親罹患的是「路易氏體失智症」，是一種好發於七十歲的腦部退化性疾患。這個類型的失智症，除了記憶力及執行功能的退化外，特徵上是常伴隨有視聽幻覺、容易跌倒，或者是伴隨有睡眠障礙、出現譫妄現象，也會出現肢體顫抖等與巴金森氏症相似的症狀。

透過處方相關的藥物、盡量增加肢體的活動、加強白日的光照、調整規律的生活作息，老奶奶的幻覺現象逐漸消失，最近幾乎都不再提起這些症狀了。旋風小姐起初非常高興，心想幻覺症狀消除了，媽媽應該就會答應搬來跟自己同住，沒想到不管怎麼好說歹說，奶奶就是不肯答應。旋風小姐無計可施，又到診間來向我請託，能否再度勸勸她母親。

既然超級任務尚未完成，我這白牌專案處理員，只好再度披掛上陣。

「奶奶，最近還有看到阿龍的影子嗎？」我說。

「沒有啊。」奶奶認真地回答，看來幻覺症狀的確是消失了。

「女兒希望您搬去跟她住，妳覺得好嗎？」只見奶奶抿著嘴，不答話。

「還是您捨不得離開老家？」我繼續找石頭。

老奶奶似乎欲言又止，我揮揮手示意女兒暫時退出診間。

「醫師，我偷偷跟妳講，我捨不得啦。」重聽的奶奶，在我耳邊大聲地說。

「奶奶，捨不得什麼呢？」我問。

「捨不得女兒啊！她是我和阿龍的寶貝，怎麼可以給已經出嫁的女兒養呢？」奶奶回答得理直氣壯。

「不是啦，我不是叫妳去給她養，是拜託妳照顧外孫女啦！」原來奶奶有這些顧慮，我來轉個彎試試。

「對啊！女兒照顧外孫女壓力太大了，您給她幫忙一下。」護理師也來推一把。

「我這麼老了，能幫什麼忙？」奶奶說。

「您會打毛線啊，現在會的人不多了，要學還得花錢呢。」我想起奶奶過去的嗜好，趕緊拿來說服她。

「現在小孩都要學才藝，以後要考學校比較好啦。」護理師繼續幫腔。

「這樣啊。」我們說得煞有介事，奶奶聽了也覺得有理，沒再反對。

「好啦！我來跟妳女兒說。」打鐵趁熱，我請護理師呼喚女兒進入診間，接著再跟女兒唱了一段雙簧。奶奶就在我們車輪戰似的連番勸說之下，半推半就地答應搬去跟女兒住一陣子，理由是協助女兒養育外孫女。

就像老奶奶一樣，有很多的失智者並不覺得自己需要「被照護」，也有些長輩抱持著舊式的觀念，例如不該跟女兒住在一起，或是不願意搬離老家等。很多家屬會嘗試以理相勸，企圖要讓失智者接受他們的「失能」或「退化」，有時候這樣效果並不如預期，我們應試著維護他們的尊嚴。如果我們轉換個方式，試著去了解他們個別的價值觀與信念，或許能調整出適合的照顧技巧，找到皆大歡喜的方案。或是藉由失智者原本擅長的事物與嗜好，融合照護計畫之中，一方面可以維持原有的功能，另一方面也能促進失智者情緒的愉悅。

旋風小姐將老家中的擺設盡量原封不動地搬了過去，並設法讓物品擺放的方位，跟舊時相同，好協助母親能盡早適應與女兒同住的新生活。在這搬家的過程中，順手整理出好些舊相本，也勾起許多美好的回憶。返診時，老奶奶寶貝似的帶來一張相片，說是要給我看看阿龍的樣子。

那是一家三口的合影。剛當上中將的爺爺，身著軍裝英姿颯爽，一手挽著太太，另一手則是牽著寶貝女兒。雖然照片已泛黃，那滿面春風、掩不住的歡喜，依舊躍然紙上。「這個就是阿龍……」奶奶輕撫著照片，愛憐地說。

「報告將軍，任務完成了！」我小聲地說。

重聽的奶奶聽得不甚明白，隱約辨識出「將軍」二字，笑得很甜。

愛與負擔，混合出鮮明印象，令人深刻難忘。就好像製作橘子果醬時，總是要加點煮過的橘皮，那帶有深度的微苦口感，更能提引出甜蜜滋味，成為記憶中的味道。

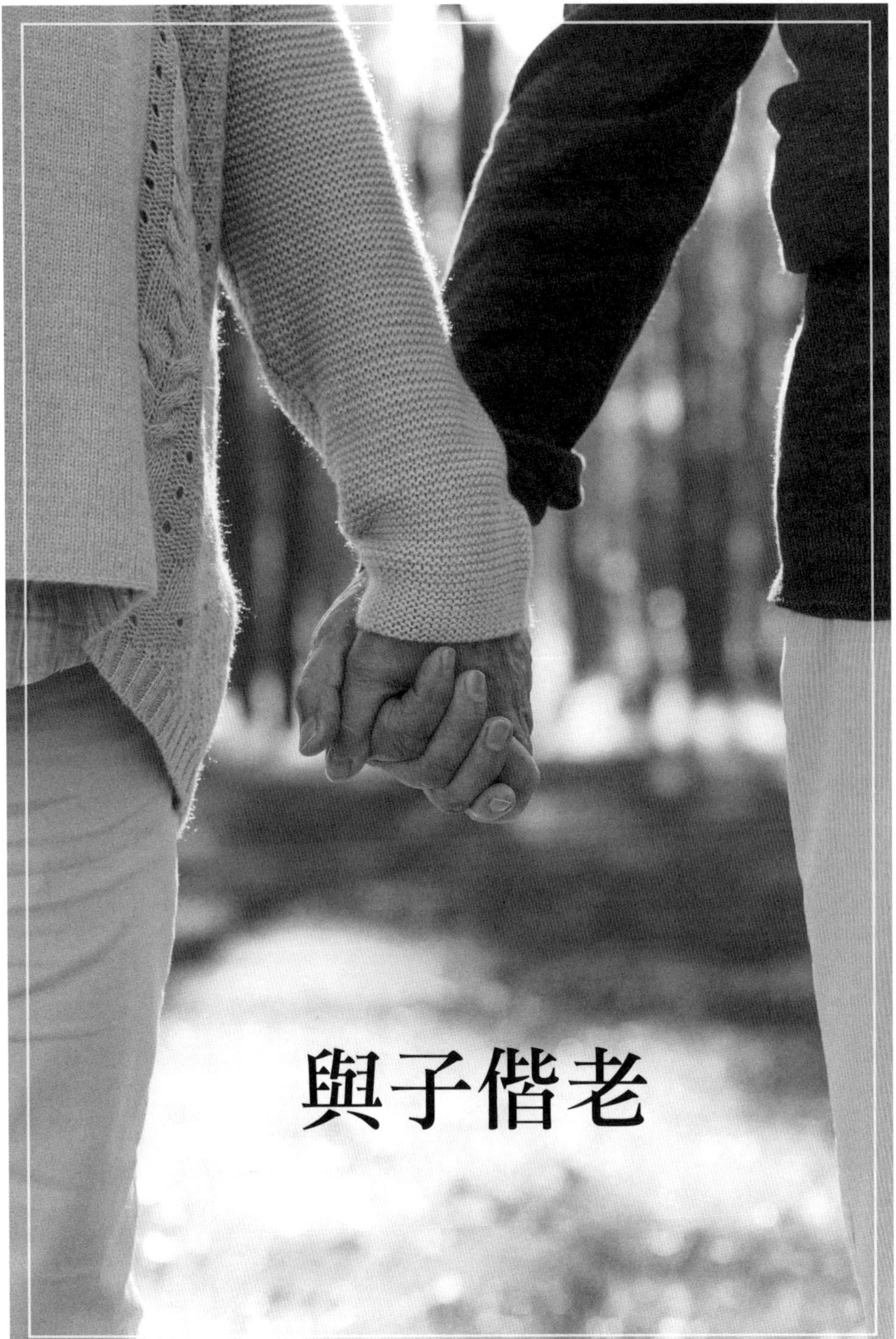
與子偕老

又見姜奶奶一個人費力地推動輪椅前進。狹小的診問裡裝滿了診療桌、診療床、洗手台……等，讓偌大輪椅的轉動顯得很困難。護理師主動上前詢問是否需要幫忙，姜奶奶用力地點了點頭，輕輕地說了聲：「麻煩了。」雖然氣喘吁吁，她總是掛著一臉笑意，而輪椅上坐著的，正是她的老伴，姜爺爺。

姜爺爺年輕時派駐日本，結識了住在當地的華僑姜奶奶，兩人一見鍾情，展開了交往。數年後，姜爺爺即將調回台灣，便向姜奶奶求婚；奶奶帶著家人的不捨與祝福嫁來台灣，一待就是半個世紀。起初她還定期回國省親，近年來，隨著姜奶奶的父母與兄長相繼過世，她與娘家的聯繫就不多了。兩人生活無虞，老後的生活還算愜意，可惜膝下並無子嗣。

姜奶奶常常說，姜爺爺總是擔心她會覺得孤單、寂寞，所以不管去哪裡，總是堅持帶著她一起同行。

還記得姜爺爺初次前來就診時，我依照慣例，詢問他們兩人的「關係」。腦中預期聽見的，不外乎是「我是他太太，他是我外子。」這類的答案，沒想到，姜奶奶竟然牽起姜爺爺的手，溫柔地說：「我們的感情非常非常好。」這下感動了在診間的所有人，平日在我身旁靜默協助的研究助理也忍不住發出欣羨的喟嘆。

姜爺爺被診斷為阿茲海默氏失智症時，姜奶奶著實傷心了好一陣子，不過很快地，她又重新調整自己的心情，投入照護丈夫的挑戰中。姜奶奶曾對我說，她了解這是會漸漸退化的疾病，已經做好心理準備，盡最大的努力來陪伴丈夫。

姜爺爺症狀仍輕微的頭幾年，姜奶奶將兩人的生活安排得很妥適，也盡量維持自己的身體健康，定期返診追蹤，一有困難就向相關團體求助。但這幾年，姜爺爺的記憶力隨著病程變化，逐漸退步，常說出一些根本不存在的事情，認不出太太的次數也愈來愈多。即便是那些津津樂道的陳年往事，也記不清楚內容。

由於姜奶奶在台灣舉目無親，姜爺爺也沒有其他在世的手足，每回門診，我總是不厭其煩地一再詢問姜奶奶，是否能夠勝任照護患者的角色？她揮手笑著說：「還可以啦，別擔心！」

直到那日，姜奶奶獨自一人前來門診。

「醫師，我讓老頭子去做復健治療了，有一個小時的空檔，今天是我自己想來看診……」姜奶奶意志消沉地說。

「奶奶您慢慢說，看有什麼我能幫忙的。」我回答。

姜奶奶深吸了一口氣，開始說：「醫師，我發現自己最近不太對勁。不知怎麼地，一直在亂發脾氣，甚至有點暴躁，請問我是不是得了躁鬱症呢？」

「姜奶奶，最近幾次您陪同姜爺爺回診，我也發現到您好像愈來愈瘦，體力、活動力似乎有差一點。亂發脾氣不一定是躁鬱症，到底是什麼事讓妳覺得難受呢？還是照顧爺爺讓妳愈來愈困擾？」我將這陣子的擔憂問了出口。畢竟照顧失智伴侶，會對老年的家屬照顧者帶來莫大的身心壓力。

姜奶奶懊惱地說：「以前我很少生氣的，我先生生病有五、六年了，醫師妳也知道，最近他偶爾會問我『我是誰』，不然就是誤以為我是他的妹妹。也不知道為什麼，只要他不認得我，弄不清我是他太太，我就控制不了自己，開始大發雷霆！」

「奶奶，姜爺爺狀況退化後，有時是因為記憶力缺損，有時是因為判斷力變差，所以才會無法辨識出妳是誰。」我試圖解釋學理上的症狀。

「醫師，其實我也知道生氣沒有用，他待會還是記不得剛剛發生的事。為什麼我明明知道他可能會忘記我，也知道他生病了、不是故意的，我還是這麼生氣呢？」姜奶奶說著說著，眼眶都紅了。

「奶奶，以前我曾經看過一個案例，一個年輕少婦跟先生愛情長跑了十年結婚，沒想到新婚才不到一個月，先生就出了車禍。後來接受緊急外科手術治療，命是保住了，但從此喪失了過去十幾年的記憶。這個太太來門診時，每次都哭慘了！她說先生完全想不起來她是誰，也不記得跟她結過婚，午夜夢醒時，竟然搖醒她，問說：『妳是誰？為什麼會睡在我身邊？』這個患者家屬告訴我：『最痛苦的不是他變成一個失能的人，而是他的世界裡根本沒有跟我有關的記憶，這種苦，比守活寡還難受。』」

「醫師，我覺得我的世界整個都亂掉了，都破碎了。到底是他在編造故事，還是我弄糊塗了？什麼才是真實存在過的，我再也搞不清楚了！我先生以前身體很好，工作也很順遂，大小事都是他一手包辦，不管什麼事情他都弄得穩穩當當的。以前都是他照顧我、保護我，可以說是把我照顧得無微不至，現在都沒辦法了！」姜奶奶邊說邊哭，將壓抑在心中許久的想法都一股腦地說了出來。

我抿著嘴，輕輕地點了點頭，鼓勵她再說下去。

「有時我會問他一些過去的事，例如我們一起看過的電影、一起去過的地方，他都不記得了。當然也想不起我那時的樣子，甚至想不起我是誰，那些快樂美好的時光，都已經不存在了……」奶奶抬起頭，似乎看著我，又好像是看著遠方。

「我真的不知道，還有什麼是可以相信的，還有什麼是可以倚靠的。因為我們沒有生育子女，心中難免遺憾。我先生以前常安慰我說，雖然沒有小孩，至少我們夫妻感情很好，沒想到如今只留下我一個人在演單口相聲。有時我會想，原來人不管再怎麼相愛，最終都是孤獨的；甚至會想，這世界上根本就沒有所謂的『我們』……」姜奶奶的眼淚氾濫成災，淚珠順著佈滿皺紋的臉龐滑下來。

「奶奶，這段時間妳真的辛苦了！我感覺到妳擔心的不只是失去姜爺爺的記憶，也擔心失去自己的人生，因為你們兩人共有的一切，幾乎是您大半輩子的人生。儘管您的心思相當成熟，也明白生命無常，甚至知道過去的種種會留存在心裡，心還是很痛……」我輕輕地將紙巾遞給姜奶奶。

姜奶奶一邊啜泣一邊點頭：「我活著的每一天，明明是美好的一天，卻讓我感到悲傷，因為每過一天，又使我離原本的他更遠了一些……」

「奶奶，容許我利用幾分鐘，跟妳分享我讀書的心得。我最近讀了一本書，書裡提到有個年長的智者跟結縭數十年的太太感情很好，兩人年事已高，智者開始擔心有一天太太會死去，這讓他感到焦慮不安。有天他作了一個夢，夢中太太已經死亡，智者感覺到一股巨大的悲傷襲來，無法自已……突然之間，他從夢中醒來，一切都消失了！只見太太好端端地坐在那兒，精神飽滿，對著他嫣然一笑……智者心裡湧起一陣溫暖，對於他們仍然活著，充滿了感激之情，當下一把抓住太太的手，出去散步。」我緩緩地將這個故事說完。

姜奶奶雖然低著頭，卻可以感覺到她十分專注地聆聽。

「醫師，謝謝妳今天花了這麼久的時間聽我說話，又跟我分享了很多；跟妳談過以後，我覺得舒服多了！時間到了，我得去接我先生……」姜奶奶將臉上的淚水拭去，躬身道謝後離去。

米蘭．昆德拉曾說：「死亡之所以讓人害怕，不在於沒有未來，而是失去過去。而遺忘，就是一種出現在生命中的死亡。」

對許多人來說，最害怕的其實是一旦失智，整個世界也隨著疾病進展而逐漸消失。那個記憶中的美麗世界、那個由許許多多的往事所構成的精采人生、那些原本以為穩固如磐石的一切，全都像沙子般從指縫中溜走。儘管你我是如此小心翼翼地捧著、呵護著，仍眼睜睜看著真實的記憶一點一滴流逝……這種經歷與感覺，深深地折磨失智者，或是他們的親密家人。尤其是對於與失智者攜手相依的另一半來說，更是難以承受之重。

因為失智者的記憶，並非只是認知測驗裡沒有溫度的分數，而是那些相伴一生的配偶，存在這世上的證明。這些深情的伴侶，會有意無意地在失智者的記憶中，尋找他們自己。也因此，一起陷落於失智流沙中。

正視失去，尤其是記憶的流失，雖然會挑起許許多多難過的感受，但這也是讓生命更豐富的契機。而我們能為失智者和自己所做的，就是擁抱當下。記憶跟我們玩起捉迷藏、躲貓貓，而我們遍尋不到它的本體，有時卻又可以在周遭親友或是曾接觸過的人身上翻找到舊時記憶的蹤影。**換個角度去想，人生在世都會留下某些東西，縱使當事人不自覺，甚或是已然遺忘，也無損於這些走過的足跡，以及它所帶來的意義。**過去、現在、未來終究會消失，若能體悟到這一點，反而更能夠提醒我們把握當下、珍惜光陰、看重生命、以憐恤待人，並以愛去擁抱萬事萬物。

隔了一陣子，姜奶奶推著姜爺爺，回來門診做定期追蹤。奶奶看來平靜許多，也恢復往昔的神采和笑容。

我關心地詢問她的近況。

「我現在還是會時常想著他消失的那些記憶，但是我告訴自己，那些失落的片段記憶會透過我的縫補而存在，現在他能藉著我來跟外界溝通，有時也透過我來思考。雖然他搞不清楚我是誰，但確實與我在一起；就算他的記憶都消失了，也還有我幫他記得。我決定不要再緊抓著『過去的記憶』不放，而是要跟『現在的他』攜手，繼續好好過日子，邁向生命的終點。醫師，妳覺得我這樣想，對嗎？」

「奶奶，您能這樣想，真的不容易。我也不知道這樣做是不是最好的，但我覺得您看起來比之前有活力、心情也好多了。」我笑著說。

「妳在打病歷對吧？」姜奶奶起身離開時，又回過頭來問了一句。

「是啊！奶奶，我們現在都用電腦打字，然後儲存起來。」我認真地回答。

「醫師，我希望妳把我說的話都抄起來，有談到我先生的事情也多寫進去。就算有天我不在了，也不必擔心，因為妳已經幫我記起來了。」

看著奶奶開心的模樣，讓我頭一次體會到，原來書寫病歷也是一種療癒。

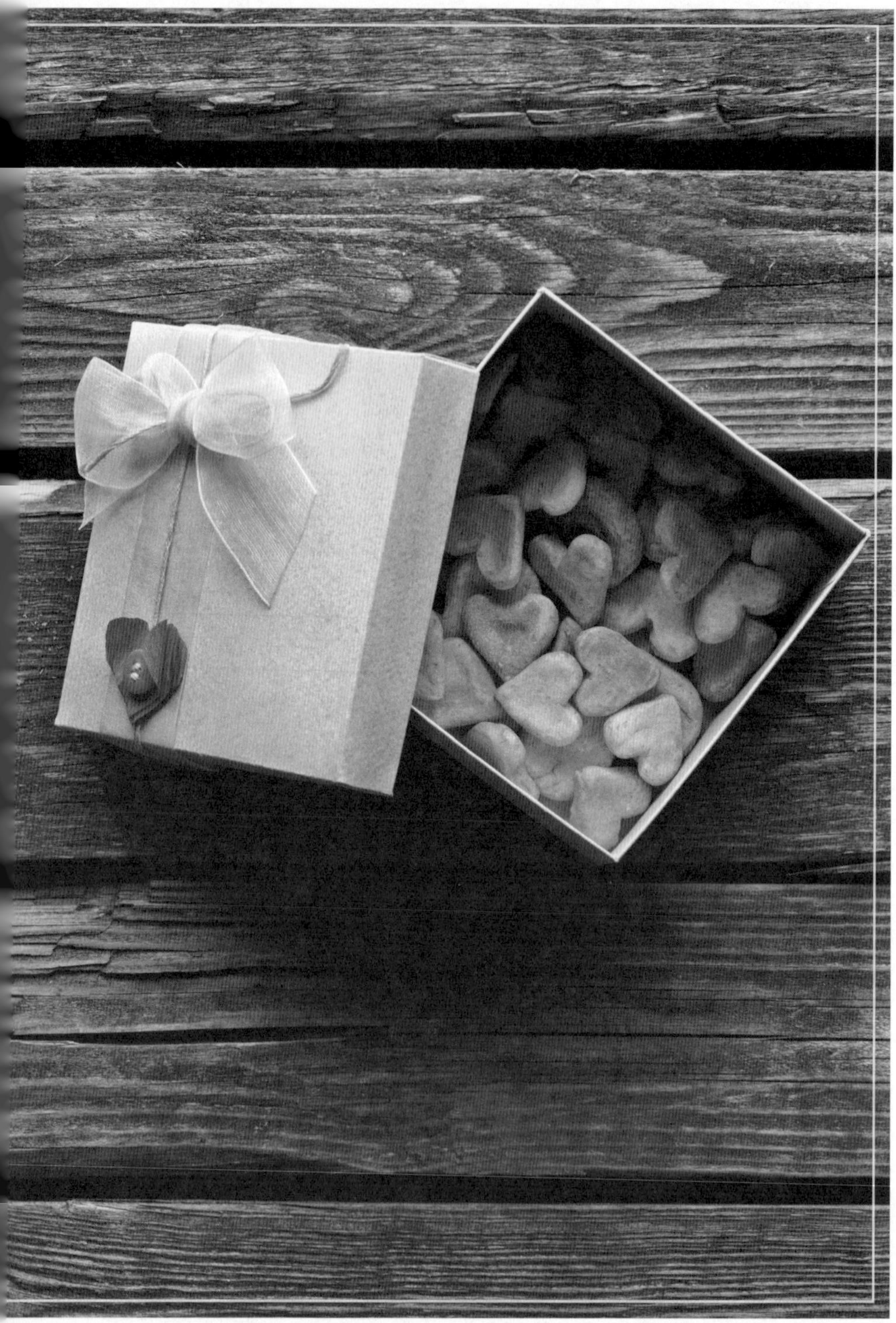

愛打牆

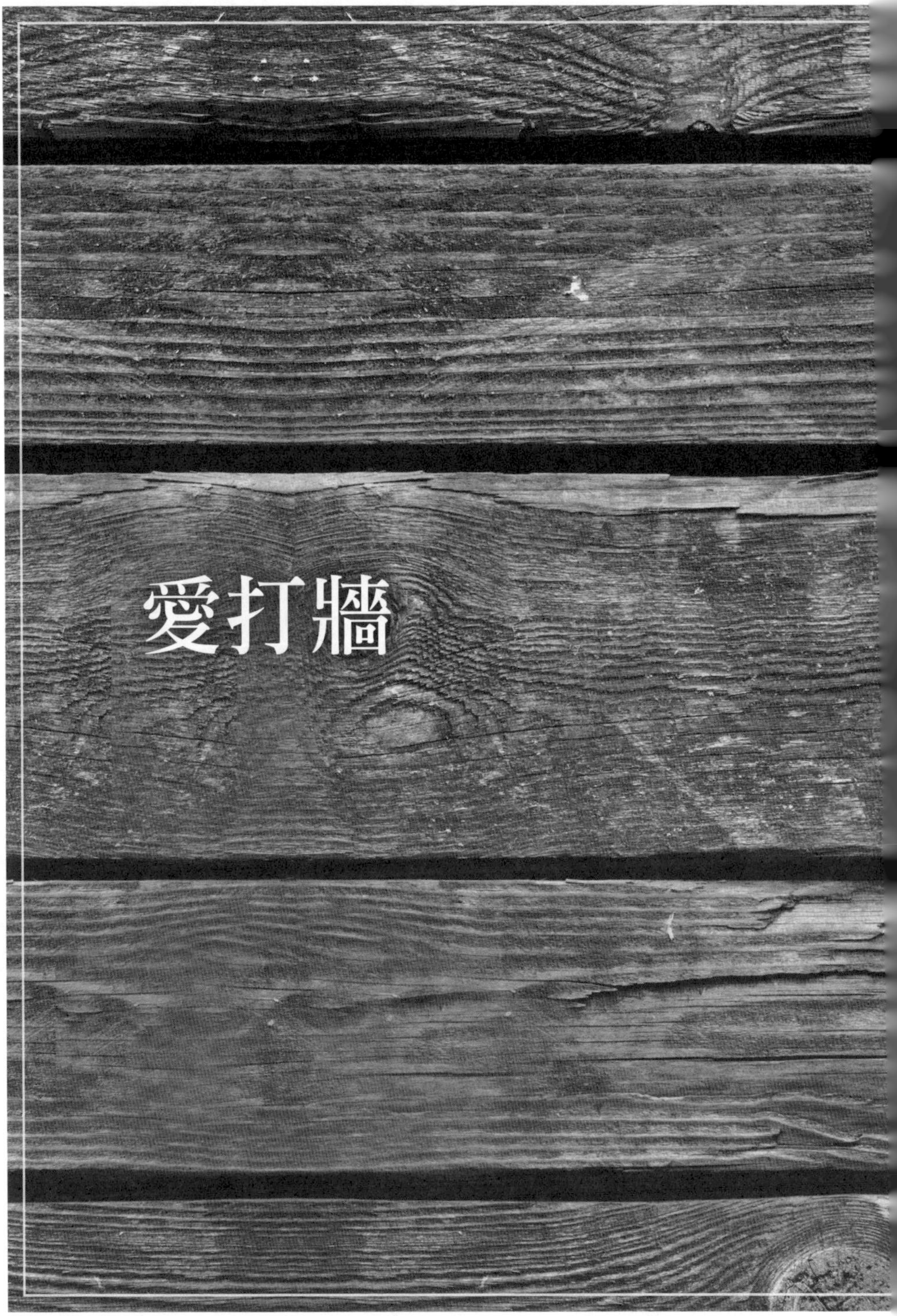

「天啊，不會又來了吧？我看今天門診又要超時了。」門診護理師瀏覽著本日掛號名單，手指停在一個熟悉的名字上，輕聲地哀嘆了一下。

護理師口中所說的她，是任伯伯的女兒，心美。她是任伯伯的小女兒，深愛著父親。任伯伯身材瘦瘦高高的，個性很溫和，雖因罹患了阿茲海默氏失智症，記憶力逐漸衰退，對日常事物反應淡漠，不過身體倒是硬朗，返診追蹤時，多半都靜靜地坐在椅子上。

一切都是從心美小姐為父親尋求第二意見開始的。在下著滂沱大雨的早晨，她帶著父親轉乘了數種交通工具，大老遠地前來看診。經過初步的評估，任伯伯的情況相當符合阿茲海默氏症的臨床表現，我說明接下來將安排進一步的腦部影像學檢查以及神經認知測驗；沒想到，心美小姐卻在此時搖了頭，表示他們都做過檢查了，不想重複一次。

「不瞞您說，其實爸爸之前就看過其他的醫生，這些檢查都做過了。但是我有些問題，能不能請醫師看完爸爸的資料後，再討論一下？」

「可以啊。」尋求第二意見的病人或家屬，多半是帶著焦慮不安與不願接受的心情前來。一想至此，我隨即深吸了一口氣，好讓自己更專注於接下來的應答。

心美小姐先將父親安頓在門外候診椅上，接著轉身進入診間，從偌大的包包裡，拿出了厚厚一疊紙，一份份攤開來排列好，依序是診斷書、病歷影印本、數個藥袋，還有一片醫學影像光碟，林林總總地擺滿了半個桌子。

我仔細地瀏覽了這些資料，跟預想的大致相同，診斷也一樣，藥物選用的方向也都符合學理，並無任何特異之處。

「任小姐，我把這些資料都看過了。我的想法跟之前這位醫師一樣，認為診斷結果應該是阿茲海默氏失智症。不曉得您有什麼問題想問我？」我說。

「醫師，我是想問妳，我是不是太晚帶爸爸去就醫了？」心美小姐的第一個疑問竟是針對自己，語氣中參雜著懊惱。

「失智症的初期症狀有時候很模糊，僅僅只是稍微健忘或是偶爾找不到東西，在極早期，真的很難發現。我看妳花了相當多的時間和精神陪爸爸去就醫，已經非常地不容易。」我加強了語氣，試著肯定她的表現，並且安慰她。

心美小姐繼續追問：「那，失智症治得好嗎？」

「這樣說或許會讓妳很失望，阿茲海默氏失智症是一種退化性的腦部疾病，目前世界上仍未發展出根治這種疾病的方法，僅能透過各種治療來延緩疾病的進程。與其因此而感到沒有希望，不妨換個角度來思考；就拿高血壓來打個比方，這也是一個慢性疾病，一樣無法治癒，但有各種方法可以盡量控制血壓，減少長期的併發症，可以改善病人和照顧者的生活品質。」我不想讓她感到太過絕望，卻也不能講得超過現實，只好謹慎措辭，盡量解釋得中肯一些。

心美小姐聽了這段話，臉上果然露出失望的表情，她搓了搓手，開口又問：「那……我爸爸現在用的藥物足夠嗎？」

為了讓她能夠安心，我再度查看任伯伯目前的用藥，同時在藥袋上以紅色的簽字筆寫上註解，以便她能了解各種藥物的用途。「目前任伯伯已經使用了跟國際上治療建議相同的失智症專案用藥，也沒有出現服藥後不舒服的現象。至於藥物的劑量，目前也已經調整到最高的狀態了，我認為是很適當的藥量。」

看得出來，即便我努力地回答，還是無法讓她覺得滿意。心美小姐輕咬了下唇，張大了眼睛說：「我的意思是，還有什麼可以用的藥物嗎？醫師，即使是要自費也沒關係。」

老實說，聽到她這麼回應並不意外。在行醫的過程中，遇過許許多多的家屬朋友，真的非常關愛、也非常不捨失智者的病況，總是希望能提供他們更多更好的治療，甚至會擔心是否受到健保藥物費用的限制，而沒讓失智者接受到更好的治療。他們總是心急地說，「花錢沒關係。」這場景跟面臨無法治癒的惡性疾病時的反應很相像。同樣的，即使醫師已盡力說明現況，由於不能接受失智者終將退化的事實，他們轉而期待有尚未知曉的特殊處方。遺憾的是，失智症並未有特效藥。

事實上，在現今的健保制度規範下，失智症藥物屬於需要專案申請給付的藥物，所以並非每個失智個案都能通過審核，因而有為數不少的失智者須自費負擔藥物治療的費用。有時候反而造成沒有自費用藥的家屬誤解，誤以為自己花錢的藥物比較好。我耐著性子，鉅細靡遺地向心美小姐說明藥物申請的細節，希望她能了解，她父親所使用的藥物已經是跟世界同步，各國都是使用這些藥物來治療失智症，好延緩失智者退化的速度。

「任伯伯的失智症用藥是一種專案用藥，應該是向健保局事前申請，並且已獲得核准由健保來給付費用，所以並不需要你們再自行花錢購買藥物。」我重複了一次。

聽見我這樣回答，心美小姐並沒有任何開心或是鬆了一口氣的感覺。她反而愈問愈焦急：「那還有什麼輔助的藥物是有幫助的呢？」

我決定換個策略，試著建議一些可以輔助治療共病症的藥物。

「從任伯伯的腦部影像來看，除了阿茲海默氏症常見的大腦萎縮、海馬迴萎縮之外，還合併了梗塞性的小中風，腦部血管硬化，以及腦白質病變。如果任伯伯又同時有高血脂等心血管疾病的話，或許合併使用降血壓降血脂等藥物，並給予抗凝血作用的藥物，有些幫助。」我邊指著電腦螢幕上任伯伯的腦部影像報告邊說。

原以為提出了實際可執行的建議，能減少她的不安。沒想到心美小姐的眉頭皺得更緊了，哀聲地回道：「上回有個醫師曾試著開給爸爸阿斯匹靈，吃了一陣子後，爸爸抱怨很不舒服，一直喊肚子會痛，後來連解出來的大便都變成黑色的。去腸胃科就診，醫師跟我說是腸胃道潰瘍出血，要停用阿斯匹靈，那次我嚇到了！所以就沒敢再給他吃了。」

或許是從我口中一直聽不到她想要的回答，心美小姐無視時間一分一秒過去，仍然不死心地繼續追問：「我看很多人說要買椰子油來吃，可是又聽到有些人講椰子油沒有用，是不是要買進口的？醫生有推薦的牌子嗎？」

唉！我在心中嘆了口氣，真是孝順的女兒啊，想方設法，就是希望能聽到父親病情「有解」的答案。「並不是有哪個牌子有效的問題，而是根據過去的科學研究結果指出，服用這些產品並無治療或是預防阿茲海默氏失智症的效果。許多的醫學會或是新聞報導也都有提出公開呼籲，避免大家繼續誤解，或是在這上面花費不必要的金錢。」雖然不忍心讓她太失望，但是該導正的觀念還是要不厭其煩地宣導。

心美小姐看來有些垂頭喪氣，但馬上繼續追問下去：「醫師，上次我看了一篇報導，上面提到說有國外研究，認為巧克力對失智症有幫助，那要買哪一種？百分之七十二還是百分之八十五的？」

「的確有研究認為巧克力中所含的黃烷醇，可能有助於預防失智症，但是巧克力裡面所含的醣類和脂肪要是太高，則可能是有壞處的。雖然只有少數的研究發表，但任伯伯目前沒有糖尿病，想吃的話應該無妨。」我說。

「不瞞醫師您說，其實我已經偷偷買給爸爸吃了。可是他從年輕時就不愛吃甜食零食這類東西，雖然我一直拜託他吃吃看，但他都不太肯吃，所以我家現在一堆黑巧克力，都堆在冰箱裡。」這招也不行，心美跟著嘆了一口氣。

「那維生素 B 群呢？應該有幫助吧！要買哪一種？劑量要多大才夠呢？是不是要買高單位的？」她還是繼續窮追不捨地問。

「的確是有報告認為維生素 B 群可以減少失智症的發生率，而且也沒什麼太大的副作用。可是我剛剛看任伯伯的抽血報告，他體內的維生素 B 12 濃度滿高的，已超越標準值，我想他現在並不缺乏這個。」我答。

她想買的，醫師都不贊同。我認為可以讓她一試的，任伯伯卻又都不買單。

這是心美第一次來門診時問我的問題。之後的每回門診，她都會很認真地問我這些重複了多次的問題，即使答案她已聽過很多次。

因為耗費不少時間，診間門外的候診病患，有時會不耐地催促，護理師們常不得不扮演擋箭牌的角色，安撫其他病患，造成不小的壓力。

「醫師，聽妳們對話，就好像鬼打牆一樣。」這比喻雖不好聽，倒是滿貼切的。

「她的問題幾乎九成都一樣啊！那些內容連我都會背了。」

「妳那麼仔細回答，她都聽不進去，就好像出拳打空氣一般，我真的很佩服妳欸！能捺住性子，說了一遍又一遍。要是我，早就受不了！」

今天，心美小姐陪伴爸爸返診，接受例行的追蹤。這回測驗的結果顯示，任伯伯的認知功能又稍微退步了一些。心美聽完報告後，忍不住又開口問道：「醫師，我知道我以前好像問過了，但是我還是想再問一次，失智症真的治不好嗎？」

我凝視著心美，帶著苦笑，緩緩地點了點頭。

「醫師，所以這就是放棄的意思嗎？我現在什麼都不能為他做了，是嗎？」心美壓抑不住情緒，啜泣了起來。

我能理解她的失落。消逝前的記憶，猶如啤酒上的泡沫，一片美好，然後開始破滅。它或許不願失去，妳則是不願相信，於是猶如珍寶般，雙手圈著護著，捨不得暢飲，生怕甘甜滋味不再。但眼睜睜看著白沫消融，又忍不住啜飲一口，那逐漸露出的苦澀，從舌尖順著喉嚨，擴散蔓延至心中，終使人淚流……

「任伯伯的病程是在預期之中，他身體健康很穩定，雖然繼續退化，但並沒有加速惡化的現象。妳做得很多，也做得很好；如果說還要做什麼的話，就是一起往前走。」我慢慢地說，一字一句的。

心美似乎還想說些什麼，卻被任伯伯打斷了。老先生坐不住了，站起身就往外走，一直要求快點兒回家。

看著她擦了擦眼淚，道了聲再見，走出了診間。我不知道她下次來還會不會問一樣的問題，也不知道她還會像這樣重複多少次。有時候親人之間的情感很深，堅固到讓其他的東西都無法穿透，譬如理性、醫病溝通。**愛形成了一堵透明的牆，牆上寫滿不捨、不甘心、不接受，甚至不放手。它密密麻麻地遮住了方向，讓人在這之中迷惘，**

轉了又轉、轉了又轉，我稱這是「愛打牆」。但我依然相信，生命總是會找到出口。在那之前，就讓我們並肩同行，再繞一繞、走一走。

母女之間

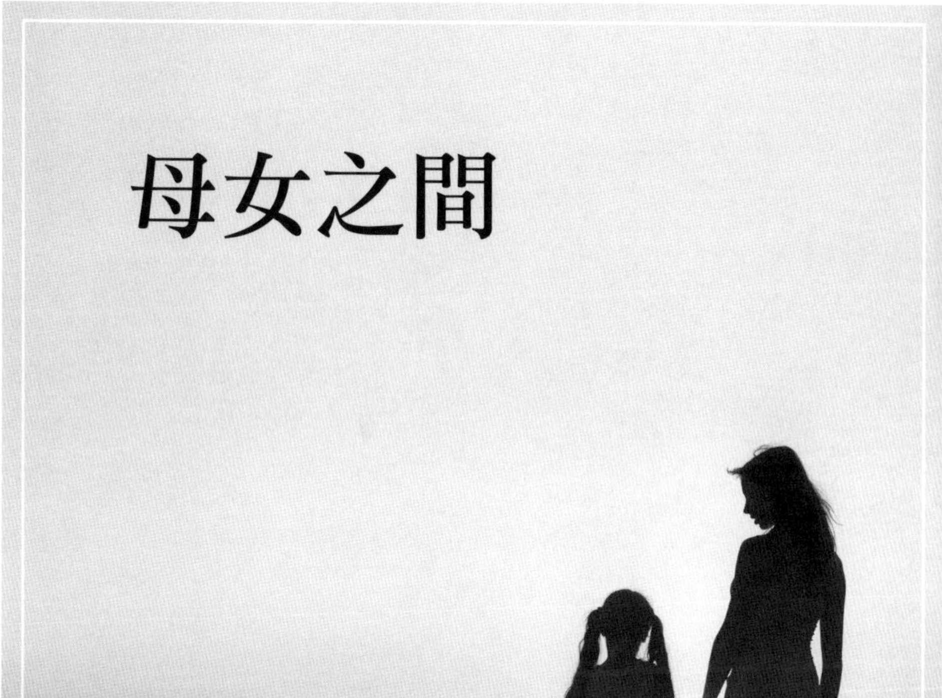

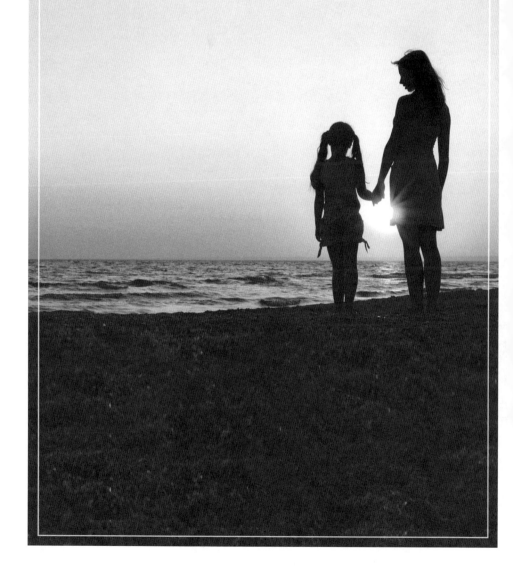

若男是被母親的醫師轉介來我這裡看診的。

她的母親被診斷為阿茲海默氏失智症大約有四年了，平日都在另家醫院的門診追蹤治療。自從醫師說明診斷的那日起，若男就辭去工作，搬回家和媽媽同住，全心全意地擔負起照顧失智母親的角色。隨著病程進展，若男的媽媽除了記憶力退化，日常生活無法全然自理之外，最令她困擾的是，母親的情緒和精神狀態變得很不穩定，母女同住一個屋簷下的生活，出現了不少衝突，壓力在兩人間燜燒，眼看就快要炸裂了！若男母親的主治醫師察覺有異狀，勸她前來尋求諮詢與治療。

「我媽老是怪我把家裡清掃得不夠乾淨，常常嫌這嫌那的。」滿臉疲憊的若男，一開口便是滿腹委屈。

「妳盡力了，依照自己的標準去做就好。」我婉言相勸。

「醫師，我原本也是這麼想，可是實在氣不過。我媽每次出門去街上逛逛，回家時就拿了一堆紙袋或空罐回來，在家裡的各個地方到處亂擺。廚櫃、衣櫃、鞋櫃，甚至是床底下，都被她塞滿這些東西，我怎樣都整理不完。有時受不了，丟掉一些，如果被她看見，就一直罵我浪費，或是責備我為什麼丟掉她的東西。我指著儲藏櫃，告訴她說這些東西已經滿到門都關不攏了！醫師妳知道嗎？她居然說那些東西都不是她放的，她一點印象都沒有。有時我真的很懷疑，她到底有沒有記憶力障礙。」若男氣沖沖地說。

「這真的很難處理，媽媽的症狀是失智的症狀之一，稱為囤積症候群。通常失智者會收集塑膠袋、衛生紙、衣物，甚至是食物。再加上記憶力缺損的影響，她也記不太得自己曾經做過此事，甚至會重複地去做相同的步驟。除了影響環境整潔之外，需要注意的是他們會不會因此而吃到不乾淨的食物，或是使用已污染的衛生紙，最後反而會導致失智者生病。」我答。

我試著向若男解說這個狀況，好讓她了解，這是失智者可能會出現的症狀。與一般非失智的囤積症稍有不同，失智者之所以會囤積物品，被認為可能跟他們無法處理把物品弄丟的焦慮有關。因為受到疾病的影響，他們的記憶力及定向感會缺失，導致失智者常常找不到物品；倘若能把東西擺在視線能及的範圍內，會讓他們自我感覺舒服許多。一般的收集者，多會展示自己的囤積品，失智者則常會把囤積的物品隱藏起來，例如藏在衣櫃、冰箱，或是床底下。然後又因為記憶力不佳，找不著所囤積的物品，再要求他人協助尋找，甚至懷疑有人拿走他的物品。一般建議別試圖將所有囤積物都清光，可以嘗試重新排列或是做適度的整理。例如說，清出一條通路，或是讓堆放的東西不會搖搖欲墜。如果有些東西是一定要丟掉的，例如腐敗的食物，記得要拿到屋外去丟，千萬別只是丟在家中的垃圾桶，倘若被失智者發現，他們可能會花更多的時間將這些物品撿回來，然後重新堆放。也要切記，用道理跟規定來勸說失智者，多數時候是無效的，甚至會引起失智者的激動反應，或是傷害了彼此間的情感。要明白這個症狀是失智症所引起，並非是失智者故意惡作劇，囤積這些對失智者來說具有某種意義的物品，是他們用以應付那混亂且不停退化的大腦，所採取的一種對抗方式。

「妳可以試著找機會，從所堆放的物品中，挑選放在底層的東西來清理。通常她不會注意到有被清掃的跡象。」聽完我的建議，她勉強點了點頭，表示回家後會試試看。

若男深陷在照顧失智母親的泥淖中，而我僅能在有限的門診時間中，傾聽她的抱怨，肯定她的努力，分享照顧失智者的心法。或許是覺得來看診，終於讓她的情緒有了宣洩的出口，若男之後便不定期地出現在我的門診，每次來不外乎是傾訴在照顧母親上又遇到了些許挫折。

「我每天到市場去挑選新鮮的食材，下廚煮飯給她吃，都不合我媽的意。她常常抱怨菜色不好，不然就是說口味太清淡，還有就是很在意食物的口感，有一點渣渣沙沙都不行，她馬上會將吃進嘴裡的東西吐出來，說什麼裡面有雜質，又說是蝦殼沒剝乾淨。我明明花了好多工夫，又浸又泡又洗的，最後我只好將食物都磨碎，連熬個湯都用濾網篩了又篩。」若男連珠砲似的開啟這一回合，顯得憤怒又氣餒。

「有些失智者會出現一些進食上的困擾，有時是堅持只吃某些食物，有時是固執地不吃某些東西。只要營養狀況良好就可以了，其餘的別太勉強。」我安撫道。

「醫師，我也想這樣做就好，可是我媽一轉身，就打電話給我弟，說我不給她吃飯，想餓死她。」若男說到氣憤處，淚水也從眼眶飆了出來。

「上週末，我弟心血來潮買了一些點心來探望她。」若男接著說：「她不知道是太高興還是怎麼樣，居然猛把包子饅頭往嘴巴裡塞就噎到了，整個臉脹得好紅！我衝上前去猛拍她的背，幸好最後把那口麵糰咳了出來，差一點就完了。」她心有餘悸地說。

「我嚇得手腳發麻，口裡嘟囔了聲弟弟真沒常識，怎麼可以買這種危險食物來給媽媽吃。她居然生氣地說，我見不得弟弟對她好，還說拍背那麼用力，是不是想害死她。」若男愈說愈氣。

「聽起來照顧媽媽愈來愈不容易了，妳壓力這麼大，還是跟弟弟商量，讓他分攤一下？或是請個外籍看護工幫忙？」我說。

「不行啦！弟弟上班很忙，弟妹還得照顧兩個小孩，無暇分身來照顧媽媽。外籍看護工很多都不會講台語啊，我還是自己照顧比較好。」若男雖然嘴上抱怨，其實她事母至孝，並不願意假手他人來照顧母親。

我建議她要轉告弟弟，部分失智者的衝動控制不良，看到食物，常常會狼吞虎嚥，再加上飽食中樞受到疾病影響，也會有「不覺得飽」而反覆要求進食的行為。最危險的就是喉部肌肉運動不協調，是嗆咳的高危險群，所以在食物的選擇上要小心，饅頭發糕這類吸水後會膨脹的食物，還是盡量避免為妙。

若男認真地寫著筆記，我相信她會確實執行。

「媽媽明明走路很不穩，這陣子又跌了好幾次，我怕她哪天跌到骨折受傷，上個禮拜特別去買了朋友推薦的拐杖，一支要價好幾千元，結果她根本不領情，說我就是嘲笑她老了，又堅持她好好的，不需要助行器，拒絕使用任何輔助工具。昨晚她想上廁所，半夜起身也不叫喚任何人，結果就從床上摔下去，搞得全身都是瘀青！去急診照了X光片，急診醫生說骨頭有點裂，叫我要注意，不要再跌倒了。」若男又來診間訴苦，這次聽起來是跌倒事件。

「然後我就對著急診醫師大叫說：『我有跟她說啊，拐杖也買了，助行器家裡也有，叫人鈴也裝了，她都不甩啊！』」她氣著說。

「我記得之前妳跟我說，媽媽老是不聽勸告，但妳也學會如何調適心情了。這次怎麼會這麼生氣呢？」我試著引導若男去思考。

「因為我聽見醫師講出那句話，就彷彿聽見我弟在責怪我，沒照顧好媽媽。唉！我那天一定很歇斯底里，結果那個醫生被我嚇到，還反過來安慰我，現在想起來真的對急診醫師不好意思。」冷靜下來的若男，開始能反思自己的狀況。經過討論，有鑑於母親時常步態不穩，若男終於下定決心，申請了外籍看護工，想試試看是否能協助照護母親的日常生活。

「最近如何，有看護工幫忙，情況有什麼改變嗎？」一段時間後，我問。

「醫師，我原本預想的是聘請外籍看護工之後，媽媽的情況會改善，結果根本不是這麼一回事。」若男失望地搖搖頭說。

「好不容易終於等到有人來家裡幫忙，我媽卻每天罵人家，不准對方靠近她的房間，又不停打電話跟我弟抱怨，說那看護工阿蒂偷她的衣服，偷她的首飾。我替阿蒂說了幾句好話。結果更糟糕，她又跟我弟哭訴，說我跟阿蒂聯手欺負她，就是想要拿走她的錢，甚至使勁把看護工往門外推，想把人家趕走。」

「初次雇請外籍看護工，長者通常都需要適應一段日子，畢竟跟過去的生活有點不同。另外媽媽可能有被偷妄想的症狀，建議妳跟媽媽的主治醫師討論看看，是否有調整藥物治療的可能。」我說。

若男無奈地點頭，表示理解。

「但是我最近總覺得媽媽退化的速度，好像變快了。」不放心只有母親與外籍看護工兩人在家，若男懷著憂慮，匆匆地離開診間。

兩個星期後。

「上次回去到現在，情況還好嗎？母親有沒有適應一點？」我問。

「我媽死了！」

「辛苦照顧這麼多年，媽媽如今走了，妳心裡現在感覺如何？」

「我好氣。」若男開口說。

「告別式那天，我居然連一滴淚都沒流下來。」若男臉上的肌肉抽動了一下，看起來有點僵硬。

「親戚們都很擔心，大家都勸我要哭出來！但是我就是怎樣都哭不出來。」她抓著抓著，手上的衛生紙都揉爛了。

「為什麼生氣？試著說出來看看。」我看著她。

「醫師，我好氣！我媽怎麼能這樣就走了？」雙手握緊又放鬆，隨著這句話，若男的眼淚終於滾落下來。

「媽媽從以前就重男輕女，總是對女兒比較冷淡。家裡就只有我沒結婚，做的工作薪水也不高，她看到我，總是搖頭說其他兒女都成材，為何只有我會這樣。後來媽媽生病了，家族討論過後，認為我獨身最沒牽掛，就決定是由我辭職來負責看護媽媽。我弟平常都在上班，也不住在附近，偶爾來探望一會，她就好高興，逢人便稱讚兒子很孝順。我拚了命地照顧她，煮飯、洗衣陪看病，帶她散步做運動，她卻從來都沒有稱讚過我。我不惜花費以前工作留下的存款，讓媽媽接受各種治療。她總是嫌棄我做得不好，不然就是認為我圖的是她的財產，總是沒給過好臉色，甚至在醫護人員面前辱罵我。發生事情之前的那天早上，她大叫說我偷走她的食物，要跟我斷絕母女關係。雖然我知道媽媽生病了，但我不禁想知道，她真的有愛過我嗎？

「她怎麼能這樣就走了……」若男躬著身子，抱著頭。

「……我努力地試著說服自己，這是因為她失智了。但是醫師，這真的好難、好難……」

失智者只是失智，但他們依然是父母、是配偶、是兄弟姐妹，也是朋友。本想以愛重構這自胚胎時起便命定的母女情誼，但損壞的記憶、崩毀的肉體，雖嘗試以愛搭築和解的橋樑，未及成就，無奈大浪襲來，逕自坍塌。

「妳想跟她說什麼呢？」

「她……她是我媽啊！嗚……」若男勉強用手摀著嘴巴，淚水伴隨悲傷的嗚咽聲，在指間滑落了下來。

血濃於水的親情，能否產生足夠的勇氣和力量，用以穿透崩解的記憶，越過破碎的關係？當人間種種都隨著死亡遠去，請試著在愛裡接受它，並且放過自己。

獨身老人

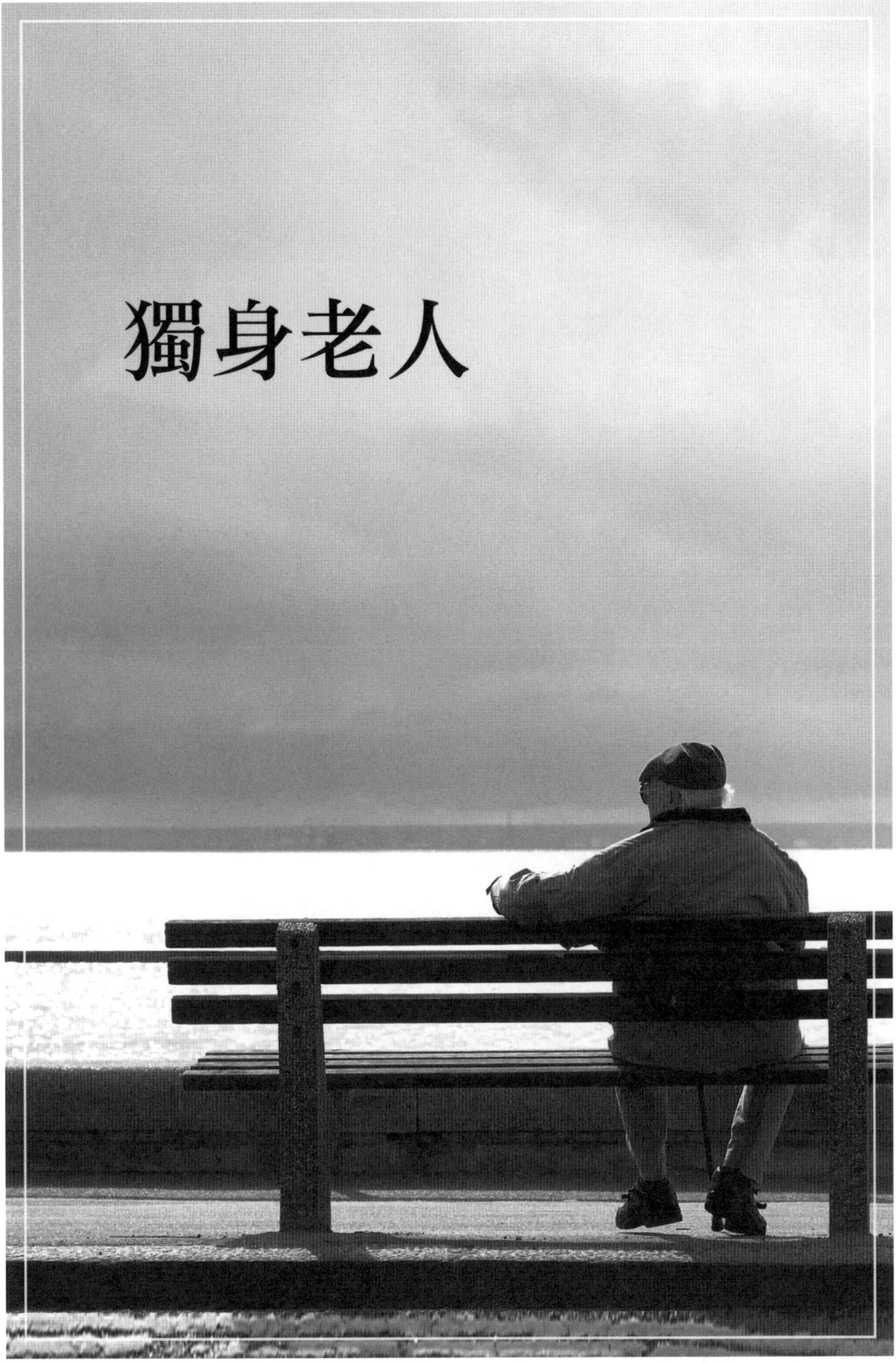

「新病人，余伯伯，半夜在公園裡大喊大叫，拿石頭丟路過的行人，附近民眾報警送醫，疑似有失智的症狀。身上有榮民證，所以被送到我們醫院治療，來的時候神志不清，行為混亂、語音含糊，身上都是異味，而且骨瘦如柴，似乎好一陣子沒吃東西了！已經抽血檢查。」住院醫師明快扼要地報告著。

「有家屬嗎？」看著病例上空白的家族欄，我問。

「送到急診時，身上沒有手機，也沒有找到任何可供聯絡的資料，現在已經由警察單位查找當中。如果有新消息的話，會通知社工室。」護理師說。

我轉動了門把，走進了隔離保護室。這房間鋪滿了軟墊與泡棉，是為了保護意識渾沌或是精神激躁的病人所設計；室內維持著適當的光線，隔離了過度的刺激，盡量避免病人在狂亂中讓自己受到傷害。

瘦弱的余伯伯躺在病床上，身體不停地扭動著，企圖想拔除身上的靜脈注射裝置。但他呈現脫水現象，報告顯示他體內的電解質不平衡，需要點滴輸液補充，醫護人員在不得已之下，只好先將他雙手束縛起來。團隊迅速地擬好治療處置方針，一方面查找病因，同時給予安定精神情緒的藥物。

我彎下腰，輕聲地對他喊話：「余伯伯，你現在人在醫院，我們正在幫助你，請安心與我們配合。」他惡狠狠地瞪了我一眼。

初步的治療，漸漸看到效果。血液報告的數值，緩緩地往好的方向發展。余伯伯神志清楚的時間增長了，也不再那麼躁動不安，但是仍然一問三不知。

「目前情況如何？」我轉頭問社工師。

「根據榮民服務處登記的資料，他似乎沒有結婚，單身一人；也沒有兄弟姐妹，或是子女。平時住在一戶違建的矮房子裡，之前有榮民輔導員去探視，但他拒絕搬到榮民之家去住。」

「這次警察會同了里長和當地的社工，到家裡查看。據說他的住家外面也是一團混亂，門板都腐爛了，小庭院裡長滿了雜草。幸好他們去得快，伯伯養的一條黑狗還拴在門外，看起來也餓了好幾天，一直嗚嗚地叫。里長說，他願意先幫忙拿食物來餵狗，以後再看後續如何處理。」

「他們傳了幾張照片來。」社工師指了指手機螢幕，我湊過去瞧了瞧。

一輛老舊的腳踏車停在門口，積滿了灰塵，應該好幾年沒騎了吧，輪胎看來都消氣了。把手上掛著許多塑膠袋，橫杆上則是掛著外套和雨衣，似乎是被當成掛衣架來使用。是平衡感變差了？還是認不得路了？不知什麼緣故，他變得不再騎車出門，任憑它鏽蝕毀壞。

窗戶早就損壞，根本沒有完整的玻璃，從窗外就可照到屋內的情形。矮房子裡面又黑又髒，堆滿泛黃的報紙、空罐子和一些紙箱，數量之多，從照片裡幾乎看不到地面。我想像，倘若要走進到房間裡，恐怕需穿越重重阻礙。

據經驗豐富的警察說，如果要出這種特別任務，一定要自備安全帽跟口罩，並且穿著長袖衣物。這一身像是巡視建築工地的裝扮，光用想像的，就令人覺得悶熱。這是因為灰塵、跳蚤和蟑螂，可能會讓人皮膚過敏。而腐敗的食物以及老鼠的屍體，臭味難耐，若是沒有戴著口罩，恐怕是連一秒都無法呼吸。佩戴安全帽雖然感覺有點誇張，可別小看它的重要性，因為不曉得何時會被突然倒塌下來的物品砸中，還是有頂帽子保護頭部比較安全。

透過另一扇窗子依稀可以看到，臥室裡有台電視就擺在床尾。床上堆著厚薄不一的幾床被子，床的一邊有台冰箱，但卻沒插電，裡面塞滿了食物，可能多半都已經過期。床的另一邊有個便盆椅，大概是方便就近如廁。床旁散落著許多零食空袋、食用過的罐頭等，看來余伯伯每天的日子，吃喝拉撒睡，都是在這狹小的空間裡解決。我不禁猜想，如果就這樣繼續下去，如果他沒跑到屋外去吼叫，如果沒有路人報警，他會不會就此孤獨地在那間矮房子裡，一直到最後呢？

今天再去查房，余伯伯坐臥在病床上，已經能回應簡單的指令了。在護理同仁的照顧之下，全身上下洗了澡，剪短了頭髮。身上的褥瘡傷口逐漸癒合，腳上的灰趾甲也略有進展，體重略微增加。但他只知自己的姓名，剩下的問題，不是答非所問，就是無法聽清楚他在說什麼。

「社會局那邊有什麼新的進展嗎？」我問。

「很難想像，現在這個年代了，家裡面據說連電燈都沒裝，也沒有裝設電話，更不要說是第四台了。平常也沒有跟他人信件往來的跡象。」

「警方在里長的協助下，訪查了附近的鄰居。有個住在附近五十年的老住戶說，余伯伯年輕時雖然內向、少與人往來，過去並沒有這些混亂的行為。印象中有一個年紀跟余伯伯相近的長者，似乎是他的朋友，常常會帶些食物或是衣服來看望他，但是已經半年左右沒看到這個人了。余伯伯變得愈來愈瘦，最近兩三個月，家裡常傳出惡臭，鄰居都擔心他是不是怎麼了……」

我到病房裡查看，余伯伯正坐在輪椅上，神情顯得安定許多。雙手擺放在胸前，不再胡亂揮舞；口中喃喃哼著歌，也不再自言自語。他瞇著眼，隨著廣播放出來的音樂聲搖頭晃腦，差一點都忘了，這裡可是精神科急性病房。

腦部影像學報告顯示大腦顳葉頂葉萎縮，海馬迴萎縮，無中風跡象。神經心理測驗報告上面寫著，記憶力與認知功能退化，已達顯著標準。臨床診斷疑似為阿茲海默氏失智症。我則是開始煩惱他日後的長期照護該怎麼辦。這類事情見多了以後，我有時會陷入某種焦慮，想像記憶的盡頭，不再有人記得我；想像生命的終站，竟無人揮手送行。

「聽說榮民服務處聯絡上余伯伯的老友了，過程有些神奇。是他以前軍中的同袍，姓高，兩人感情不錯，退伍後，一齊到某間私人公司上班。幾天前，高伯伯的兒子打電話到服務處，說父親交代要探望余伯伯，但他沒有聯絡方式，希望榮民輔導員能協助。」

得知余伯伯現在人在醫院，高伯伯的兒子便專程來到病房探視他。高先生告訴我，父親半年前被診斷出肝癌，身體狀況逐漸變差。雖然接受了治療，仍抵擋不住癌細胞擴散。末期的時候，爸爸說起年輕時跟他一起來台灣的老朋友，許多人終生獨身沒有成家，現在又老又病。感嘆這些年，朋友們一個接一個地走了，就剩他和余伯伯，現在輪到自己先走一步；吩咐兒子有機會的話，要去探望。後來父親離世了，自己忙著處理後事，一時也忘記了。最近在整理父親遺物時，發現爸爸預備了件冬天的外套，包裝袋上用藍筆寫了個余字，可能是準備拿去給余伯伯的，這才發現自己沒有余伯伯的聯絡方式，所以打電話到榮民服務處詢問。

我陪同高先生到病房去探望余伯伯，余伯伯看到他的臉，竟激動地想從輪椅上站起來。護理師見狀，趕緊安排高先生在他面前坐下。高先生從袋子裡拿出了那件厚外套，平放在余伯伯的大腿上，藏青色的表布，裡面鋪了厚厚的棉花。正準備要開口自我介紹時，余伯伯激動地拍著他的肩膀，大叫：「高峰、高峰。」

我心裡想著，原來余伯伯還認得人。轉過頭一看，高先生已然紅了眼眶，低聲地對我說：「他叫的，是我爸爸的名字。」

在生命、記憶與死亡之中，人們不停翻尋著意義和餘韻。記憶是如此可愛，而死亡卻無所不在；有時失智症埋葬的不只是記憶，而死亡埋葬的，可能是已知與未知的過去。常聽人們聚在一起討論，希望誰比誰先死，因為誰比較能照顧另一個人，而誰又比較禁得起寂寞與思念。豈知終點很難說得準，預測盡頭或死亡，說不定才是浪費時間。人類企圖掌握過去和未來，卻老是忘了存在的那一刻，其實才是我們真正擁有的。即便記憶已如風中殘燭，若能抓到火光閃現的那一刻，或許便足夠點燃手中的那根火柴，讓觀看到的人感受到心靈的悸動與片刻的溫暖。

夜幕低垂，皎潔的月光映照在病床上。晚上查房時，聽到低沉而規律的打呼聲，余伯伯已早早就寢，明日清晨，就要啟程前往日後長住安養的地方。我也請榮民服務處代為轉達這個訊息給高先生，雖然認真地向余伯伯說明了這一切，卻不能確定他了解多少。或許我憂慮得太多了，只見他穿著那件厚重的外套酣然入睡，想必有這衣服包裹著，到哪裡都很溫暖吧。

記得我，這是你的事，而不是我的事。我的記憶失去之後，是你要和我的記憶一起活下去。回憶有著動人心弦的場景，或許是我們最終的慰藉。慶幸的是，愛和靈魂不受肉體所限制，且讓我們為此歡欣鼓舞，為此讚美高歌。

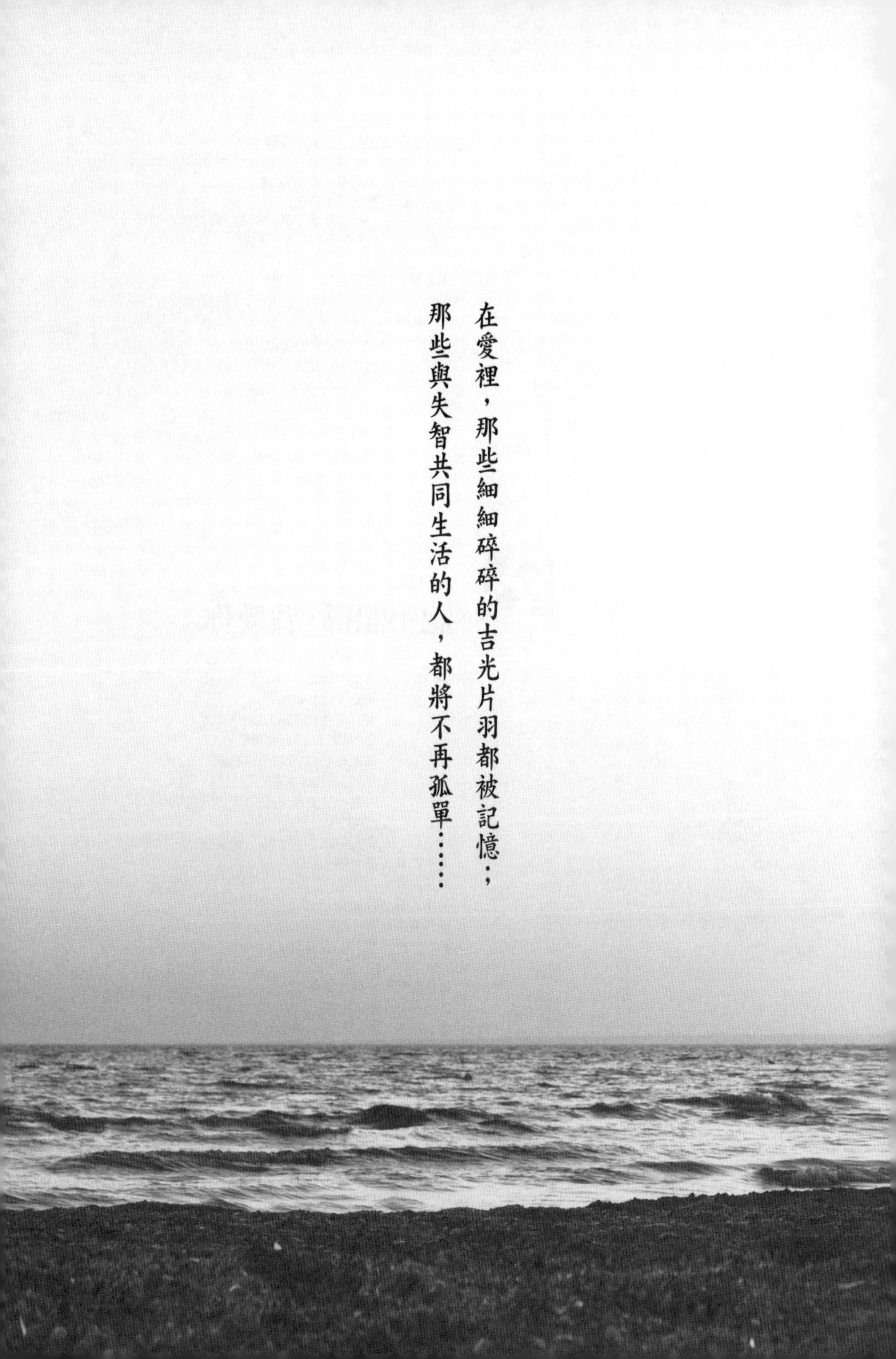

在愛裡，那些細細碎碎的吉光片羽都被記憶；
那些與失智共同生活的人，都將不再孤單……

國家圖書館出版品預行編目資料

記不記得，我愛你/ 蔡佳芬 著；
-- 初版. -- 臺北市：平安, 2015.09
面；公分. -- (平安叢書；第0492種)(真健康；37)
ISBN 978-957-803-980-3（平裝）

1.失智症 2.通俗作品

415.934　　104016260

平安叢書第492種
真健康 37
記不記得，我愛你

作　　者—蔡佳芬
發 行 人—平雲
出版發行—平安文化有限公司
台北市敦化北路120巷50號
電話◎02-27168888
郵撥帳號◎15261516號
皇冠出版社(香港)有限公司
香港上環文咸東街50號寶恒商業中心
23樓2301-3室
電話◎2529-1778　傳真◎2527-0904
總 編 輯—龔橞甄
責任編輯—許婷婷
美術設計—程郁婷
著作完成日期—2015年6月
初版一刷日期—2015年9月

法律顧問—王惠光律師

讀者服務傳真專線◎02-27150507
電腦編號◎524037
ISBN◎978-957-803-980-3
Printed in Taiwan
本書定價◎新台幣260元/港幣87元